Sitzungsberichte
der Heidelberger Akademie der Wissenschaften
Mathematisch-naturwissenschaftliche Klasse

Die Jahrgänge bis 1921 einschließlich erschienen im Verlag von Carl Winter, Universitätsbuchhandlung in Heidelberg, die Jahrgänge 1922—1933 im Verlag Walter de Gruyter & Co. in Berlin, die Jahrgänge 1934—1944 bei der Weißschen Universitätsbuchhandlung in Heidelberg. 1945, 1946 und 1947 sind keine Sitzungsberichte erschienen.

Ab Jahrgang 1948 erscheinen die „Sitzungsberichte" im Springer-Verlag.

Inhalt des Jahrgangs 1952:

1. W. Rauh. Vegetationsstudien im Hohen Atlas und dessen Vorland. DM 17.80.
2. E. Rodenwaldt. Pest in Venedig 1575—1577. Ein Beitrag zur Frage der Infektkette bei den Pestepidemien West-Europas. DM 28.—.
3. E. Nickel. Die petrogenetische Stellung der Tromm zwischen Bergsträßer und Böllsteiner Odenwald. DM 20.40.

Inhalt des Jahrgangs 1953/55:

1. Y. Reenpää. Über die Struktur der Sinnesmannigfaltigkeit und der Reizbegriffe. DM 3.50.
2. A. Seybold. Untersuchungen über den Farbwechsel von Blumenblättern, Früchten und Samenschalen. DM 13.90.
3. K. Freudenberg und G. Schuhmacher. Die Ultraviolett-Absorptionsspektren von künstlichem und natürlichem Lignin sowie von Modellverbindungen. DM 7.20.
4. W. Roelcke. Über die Wellengleichung bei Grenzkreisgruppen erster Art. DM 24.30.

Inhalt des Jahrgangs 1956/57:

1. E. Rodenwaldt. Die Gesundheitsgesetzgebung der Magistrato della sanità Venedigs 1486—1550. DM 13.—.
2. H. Reznik. Untersuchungen über die physiologische Bedeutung der chymochromen Farbstoffe. DM 16.80.
3. G. Hieronymi. Über den altersbedingten Formwandel elastischer und muskulärer Arterien. DM 23.—.
4. Symposium über Probleme der Spektralphotometrie. Herausgegeben von H. Kienle. DM 14.60.

Inhalt des Jahrgangs 1958:

1. W. Rauh. Beitrag zur Kenntnis der peruanischen Kakteenvegetation. DM 113.40.
2. W. Kuhn. Erzeugung mechanischer aus chemischer Energie durch homogene sowie durch quergestreifte synthetische Fäden. DM 2.90.

Inhalt des Jahrgangs 1959:

1. W. Rauh und H. Falk. Stylites E. Amstutz, eine neue Isoëtacee aus den Hochanden Perus. 1. Teil. DM 23.40.
2. W. Rauh und H. Falk. Stylites E. Amstutz, eine neue Isoëtacee aus den Hochanden Perus. 2. Teil. DM 33.—.
3. H. A. Weidenmüller. Eine allgemeine Formulierung der Theorie der Oberflächenreaktionen mit Anwendung auf die Winkelverteilung bei Strippingreaktionen. DM 6.30.
4. M. Ehlich und M. Müller. Über die Differentialgleichungen der bimolekularen Reaktion 2. Ordnung. DM 11.40.
5. Vorträge und Diskussionen beim Kolloquium über Bildwandler und Bildspeicherröhren. Herausgegeben von H. Siedentopf. DM 16.20.
6. H. J. Mang. Zur Theorie des α-Zerfalls. DM 10.—.

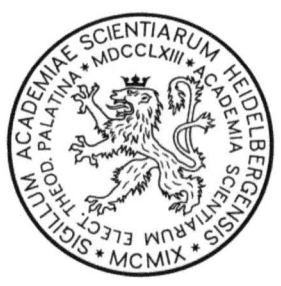

Sitzungsberichte der Heidelberger Akademie der Wissenschaften
Mathematisch-naturwissenschaftliche Klasse
Jahrgang 1973, 4. Abhandlung

W. Doerr

Über die Bedeutung der pathologischen Anatomie für die Gastroenterologie

Aktuelle Fragen zur Pathologie der Verdauungsorgane

(Vorgelegt in der Sitzung vom 27. Oktober 1973)

Mit 12, zum Teil farbigen Abbildungen

Springer-Verlag Berlin · Heidelberg · New York 1973

ISBN-13: 978-3-540-06616-3   e-ISBN-13: 978-3-642-46303-7
DOI: 10.1007/978-3-642-46303-7

Das Werk ist urheberrechtlich geschützt. Die dadurch begründeten Rechte, insbesondere die der Übersetzung, des Nachdruckes, der Entnahme der Abbildungen, der Funksendung, der Wiedergabe auf photomechanischem oder ähnlichem Wege und der Speicherung in Datenverarbeitungsanlagen bleiben, auch bei nur auszugsweiser Verwertung, vorbehalten.

Bei Vervielfältigung für gewerbliche Zwecke ist gemäß § 54 UrhG eine Vergütung an den Verlag zu zahlen, deren Höhe mit dem Verlag zu vereinbaren ist.

© by Springer-Verlag Berlin · Heidelberg 1973.   — Die Wiedergabe von Gebrauchsnamen, Warenbezeichnungen usw. in diesem Werk berechtigt auch ohne besondere Kennzeichnung nicht zu der Annahme, daß solche Namen im Sinne der Warenzeichen- und Markenschutz-Gesetzgebung als frei zu betrachten wären und daher von jedermann benutzt werden dürften.

Universitätsdruckerei H. Stürtz AG Würzburg

Herrn Professor Dr. Dr. h. c.

GEORG BENNO GRUBER

ordentl. Mitglied der Akademie der Wissenschaften
zu Göttingen

dem Nestor der deutschen Pathologen

zur Vollendung des 90. Lebensjahres (22. Februar 1974)

in herzlicher Dankbarkeit und Verehrung

Über die Bedeutung der pathologischen Anatomie für die Gastroenterologie

Aktuelle Fragen zur Pathologie der Verdauungsorgane

Wilhelm Doerr

Pathologisches Institut der Universität Heidelberg

Am 28. September 1973 hatte ich in Erlangen anläßlich der Jahresversammlung der Deutschen Gesellschaft für Verdauungs- und Stoffwechselkrankheiten einen Jubiläumsvortrag zu halten und am 27. Oktober 1973 in der mathematisch-naturwissenschaftlichen Klasse unserer Akademie über „Cholera pancreatica" zu berichten. Der letztgenannte Vortrag schöpfte aus dem für das Erlanger Referat zusammengetragenen Erfahrungsgut. Die „Cholera pancreatica" als Phänomen kann nur verstanden werden, wenn die „Cytologie" des Magendarmrohres hinlänglich erörtert wird. Jene aber stellt nur einen Ausschnitt aus dem weiter gesteckten Problemkreis der tatsächlichen Bedeutung morphologischer Krankheitsforschung für die Gastroenterologie dar. Die Beschäftigung mit den Bedingungen der beschleunigten Darmentleerung hat die Darstellung des Gesamtgegenstandes „Gastroenterologie und Pathologie" schwerpunktmäßig gefördert. Beide Vorträge hatten einander befruchtet, ja in weiten Strecken notwendig gewesene Untersuchungen ermöglicht. Am liebsten hätte ich daher beide Darstellungen in vollem Wortlaut zum Abdruck gebracht. Eingedenk freilich des Mahnwortes meines vor 20 Jahren verstorbenen Lehrers Alexander Schmincke, Mitglied der Heidelberger Akademie von 1932 bis 1953 – oft gebracht, dem Verf. und anderen gegenüber, halb im Scherze, vorwiegend im Ernst: „Du mußt nicht *alles* sagen, was Du weißt"(!), habe ich mir Mäßigung auferlegt. Die nachstehenden Zeilen lehnen sich daher vorwiegend an das Erlanger Referat an. Jenes war die Basis, auf der der Akademievortrag stand. *Sie sind also auch in der Form des gesprochenen Wortes gehalten.* Sie bringen aber mehr als in Erlangen vorgetragen wurde, und sie verzichten auch nicht auf kritische Bemerkungen über funktionelle Beziehungen zwischen den Fächern, insbesondere zwischen morphologischer und klinischer Gastroenterologie.

Die Deutsche Gesellschaft für Verdauungs- und Stoffwechselkrankheiten ist im Jahre 1973 sechzig Jahre alt geworden. Sie ist alt genug, um eine Bilanz zu ziehen. Daß sie es nicht früher tat, mag als Symptom ihrer vorwärts drängenden Kraft gelten. Sie blickte nie zurück, sie hatte keine Zeit, meditativ und kontemplativ zu verweilen. Da ich gehalten bin, der *Besonderheiten* dieser Stunde zu gedenken, bitte ich, mir einige Worte zur *Situationskritik* zu gestatten:

Ich habe in den Monaten vor dieser Tagung jeden der Verhandlungsbände — es sind in 60 Jahren nur 25 erschienen — so gut als möglich zu lesen versucht. Danach fühlt man sich verpflichtet auszusprechen, daß die Größe der Aufgabe, die sich die verantwortlichen Mitglieder der gastroenterologischen Gesellschaft gestellt haben, außerordentlich ist. Dies hängt, wie ich annehmen möchte, damit zusammen, daß die Forscher, welche den Weg Ihrer Fachgesellschaft bestimmen, aus ganz verschiedenen wissenschaftlichen Lagern kommen.

Viele ärztliche Gesellschaften sind als „Sekundäreffekt" der Differenzierung sog. Basisfächer entstanden. Das trifft insbesondere für Internisten, Chirurgen und Pathologen zu. Alle diese Arbeitskreise sind aus der Gesellschaft deutscher Naturforscher und Ärzte hervorgegangen. Jene hat sich vor 150 Jahren aus der Deutschen Akademie der Naturforscher Leopoldina zu Halle (1822) gelöst. Die Chirurgen (Deutsche Gesellschaft für Chirurgie) waren im vergangenen Jahr 100, die Pathologen (Deutsche Gesellschaft für Pathologie) 75 Jahre alt.

Daneben hat sich ein Kranz interdisziplinärer Arbeitsgemeinschaften gebildet, von denen ich nur die Deutsche Gesellschaft für Kreislaufforschung und Ihre Gesellschaft als *vergleichbare* Einrichtungen nach Umfang und Arbeitsweise nennen will. Daß es Gesellschaften „für" Krankheiten gibt, ist ein sprachliches Kuriosum. Denn *Ihr* Kreis müßte heißen „Gesellschaft zur ‚Bekämpfung' der Erkrankungen des Stoffwechsels und der Verdauungsorgane". Gerhard Katsch hatte schon 1952 in Essen auf derlei Fragen aufmerksam gemacht.

Ob die Fächer, welche wir als solche zu bezeichnen uns angewöhnt haben, geschlossene Einheiten darstellen, ist fraglich. Die großen Fächer würden sich längst noch stärker differenziert, wahrscheinlich auch formaliter aufgelöst haben, würden sie nicht durch methodologische Besonderheiten zusammengehalten. Welche Kriterien könnte man aber herausstellen, um von einem Fache zu sprechen?

1. Es ist vielfach das Territorium, der organäre Schauplatz, an welches die erklärungs- und behandlungsbedürftigen Phänomene gebunden sind.

2. Es sind Ausübung und Vervollkommnung von Methoden, deren man bedarf, um als Arzt auf dem so definierten Felde erfolgreich tätig zu sein.

3. Es ist das geistige Band, das die Konvergenz aller Bemühungen zuverlässig garantiert, gleichsam eine Idee, also der „Genius gastroenterologicus".

Ich glaube nicht, daß es ein irgendwie konturiertes Fach der wissenschaftlichen Medizin gibt, welches sich nicht durch diese Trias charakterisieren ließe. Das Besondere im Themenkranze Ihres Arbeitsbereiches ist die innige Verflechtung mit sehr zahlreichen Gebieten der wissen-

Bedeutung der pathologischen Anatomie für die Gastroenterologie 9

schaftlichen und praktischen Medizin und mit deren Grundlagen. Was Ihr Fach so reizvoll erscheinen läßt, ist die theoretische Bindung an durchgehende Gesetzlichkeiten des *Stoffwechsels* und damit an *Gestaltprobleme*. Von letzteren ist es nur ein kleiner Schritt zu dem Versuche einer Integration der Gastroenterologie in eine *allgemeine* Krankheitslehre. Jene bedarf heute dringend und erneut einer gedanklichen Vertiefung. Ich bekenne mich sub specie Gestaltphilosophie zur Ideenlehre des Platon, damit zu einer idealrealistischen Grundeinstellung und zur naturhistorisch-aprioristischen Auffassung aller Krankheitsentstehung im Sinne von R. Rössle.

Dies bedeutet in praxi, daß sich der Pathologe bemühen möchte, mit den Mitteln seiner Arbeitsweise, „neugierig bewegt, jedoch einseitig vertieft" (Rössle) mitzuwirken an der Erkennung nosologischer Entitäten. Dabei werden wir uns natürlich auch der nominalistischen Begriffe der klassischen Naturwissenschaften bedienen. Aber wir werden *nicht* vergessen dürfen, daß wir *mehrsprachig* sind und in einem eigenen Spannungsfeld leben.

Welche Beziehungen besitzt mein eigenes Fach zur Gastroenterologie? Auf den 27 Tagungen von 1914 bis 1972 sind meine engeren Fachgenossen 26mal zu Wort gekommen. Einmal – 1938 – hatte Ihre Gesellschaft gemeinsam mit den Pathologen getagt (Stuttgart und Tübingen). Grafe und Fahr waren die Vorsitzenden. Die Schlüsselreferate über die Speicherungskrankheiten (Letterer: Lipidthesaurismosen, Siegmund: Glykogenosen) sind uns in guter Erinnerung. Immerhin hat es 8 Tagungen der Gastroenterologen gegeben, bei denen, wenn ich recht sehe, überhaupt kein Pathologe sprach. Mir will scheinen, daß sich die Kontakte erneut vermehrt und gefestigt hätten: Herr Demling sprach 1969 zu den Pathologen (unter dem Vorsitz unseres emeritierten Erlanger Fachgenossen Prof. Erich Müller) und an der Seite Ihres heutigen Vorsitzenden, des Herrn Prof. Volker Becker, über Absorption. Ihr Altmeister, Herr Norbert Henning, sprach vor wenigen Monaten in Karlsruhe auf unserer (eigenen) Jahrestagung über Fragen der Cytodiagnostik.

Um die mir gestellte Aufgabe erfüllen zu können, muß ich *Schwerpunkte* bilden. Diese müssen so gewählt sein, daß die Korrelationen zwischen den Fächern nicht nur die wissenschaftlichen Verflechtungen sichtbar machen, sondern auch praktisch wichtig sind. Ich bitte um Nachsicht, wenn große Gebiete der Gastroenterologie nicht einmal im Sinne einer Aufzählung genannt werden können.

Unser Bild (Abb. 1) zeigt das ganze Feld Ihrer Bemühungen, wenn man von dem Schauplatz des chemischen Detail, also dem intermediären Stoffwechsel absieht. Sie erkennen organisatorische Parallelen am cranialen und caudalen Körperpol: Mundbucht und Afterbucht sind jeweils durch eine Membran begrenzt, die auf der einen Seite ektodermales,

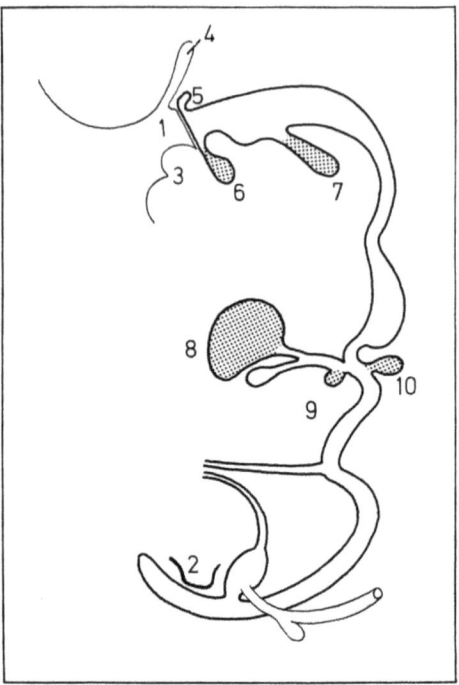

Abb. 1. Schema der Entwicklung des Magendarmkanals, Darstellung des gesamten Schauplatzes gastroenterologischer Bemühungen. *1* Mundbucht mit Rachenmembran, *2* Afterbucht mit Kloakenmembran, *3* Zungenanlage, *4* Rathkesche Tasche, *5* Seesselsche Tasche, *6* Anlage der Schilddrüse, *7* bronchopulmonale Knospe, *8* Leberanlage, *9* ventrale, *10* dorsale Pankreasanlage. Nach Boenig (1944) und Doerr (1970)

auf der anderen entodermales Epithel trägt. Die Membranen reißen ein, es kommt zu geweblichen Verschiebungen. Die embryonale Situation gibt keine sichere Auskunft über die Anteile von Ekto- und Entoderm, und es ist nicht leicht zu entscheiden, ob ein Gebiet ekto- oder entodermaler Herkunft ist (Portmann, 1959). Im Kiemendarm einerseits, im Kloakenbereich andererseits treten frühzeitig bestimmt-charakterisierbare Strukturen auf. Es handelt sich um das lymphoepitheliale Gewebe. Der Begriff geht auf Retterer (1892) und ver Eecke (1899, zit. nach Jolly, 1914) zurück. Er wurde im Gründungsjahr Ihrer Gesellschaft durch den Franzosen Jolly und den Münchner Anatomen Siegfried Mollier sorgfältig erarbeitet.

Das Prinzip des Verhaltens der Epithelien am Ort der lymphoepithelialen Durchdringung ist das des ‚Bourgeonnement' (Abb. 2). Das lymphoepitheliale Gewebe erstreckt sich vom Rachen zum Enddarm.

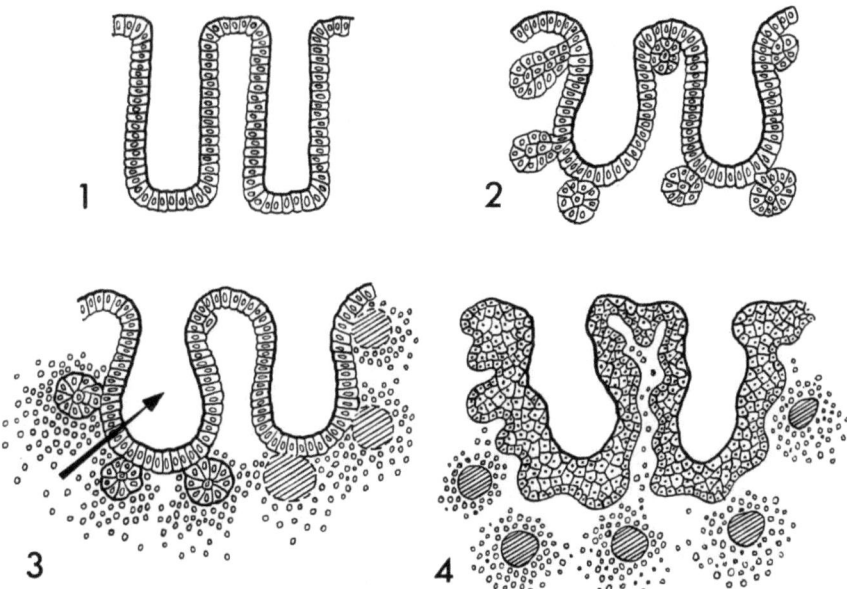

Abb. 2. Schema der lymphoepithelialen Durchdringung, dargestellt am Beispiel der Entwicklung der Gaumenmandeln, nach Ardoin (1935) und Doerr (1956). *1–4* Stufenfolge der Transmigration, *2* Bourgeonnement, *3* beginnende, *4* vorgeschrittene Umwandlung des Epithels zu „Reticulumzellen"

Es findet seine Akme im Kiemendarm und den branchiogenen Organen. Bei Vögeln spielt die Bursa Fabricii eine dem Thymus der Säuger vergleichbare Rolle. Sie liegt zwischen der dorsalen Wand der Kloake und der Ventralseite der Wirbelsäule, besitzt eine schlitzförmige Öffnung, mißt bei Hühnern etwa 3:2:1,5 cm und hat einen gekammerten Bau (Wiedersheim, 1902; Grau, 1943). *In der Pathologie ist das Lymphoepithel in zweifacher Hinsicht bemerkenswert:*

1. Auf seinem Boden wachsen bestimmte Geschwülste, und

2. es hat eine tragende Stellung im System der Infektabwehr.

Alexander Schmincke hat 1921, als er Prosektor in München bei Geh.-Rat Borst war, 5 Fälle von malignem Lymphoepitheliom beschrieben. Gleichzeitig und völlig unabhängig berichtete Regaud in Paris über eine vollständig entsprechende Beobachtung. Seitdem spricht man von Schmincke-Regaudschen Geschwülsten. Sie haben eine biologische Eigenstellung und sind nicht leicht zu diagnostizieren. Seit etwa 20 Jahren weiß man, daß gerade diese Tumoren häufiger als bei uns im Fernen Osten (Hongkong) auftreten (Yeh, 1962). Im Jahre

1958 beschrieb Denis Burkitt das seit 1910 bekannte, heute nach Burkitt benannte maligne Lymphom der afrikanischen Bevölkerung, zunächst in Uganda. 1964 haben Epstein, Achong und Barr in Lymphoblastenkulturen aus Burkitt-Tumoren ein Virus gefunden, um dessen taxonomische Stellung, Infektiosität und onkogene Leistung ein lebhaftes Gespräch in Gang kam. Hier in Erlangen sei vor allem auf die Verdienste von Zur Hausen verwiesen. Tatsächlich hat Thé (1969) in Zellkulturen aus einem nasopharyngealen Tumor in Hongkong das Epstein-Barr-Virus (EBV) dargestellt, andere Forscher waren weniger glücklich (zusammenfassende Literatur bei Trüber, 1970).

Ich möchte zwei Fälle vorstellen:

1. *60jähriger Mann*, seit 6 Wochen Anschwellung des Rachendaches, Atembehinderung, Blut beim Schneuzen. Histologisch retikulierte epitheliale Strukturen. Diagnose: Typus Regaud. Nach längerem Suchen fanden sich schlingen- und ösenähnliche Gebilde vor allem an den Epithelkernwänden, welche an Herpes-Virusbefall denken lassen. EBV gilt als ,herpes-like'!

Der Patient verstarb an generalisierter Carcinose.

2. *83jährige Frau*, kleiner Tumor der Mundhöhle. Schon die Klinik äußerte Verdacht auf Lymphoepitheliom (Prof. U. W. Schnyder, Heidelberg). Im Blutserum IgB EBV 1:128+, IgG CMV 1:256+. Die ultrastrukturelle Analyse zeigte eigenartige Formationen, die den Verdacht auf Vorliegen einer Virusinfektion bestärken.

Dieser Geschwulsttyp ist bei uns nicht häufig. Unter mehr als 50 Fällen (seit 1945) habe ich nur diese beiden, welche, wenn man so will, in das moderne Tumorvirus-Konzept passen, gefunden. Lymphoepitheliome haben eine gewisse „Zukunft". Wir sind damit beschäftigt, sie auch an anderen Organen, die sich aus dem Vorder- und Kiemendarm herleiten, zu identifizieren: Bronchialbaum, Schilddrüse, Epithelkörperchen, Thymus.

Ich verdanke Herrn Prof. Hedinger (Zürich) den Fall eines kleinzelligen anaplastischen Schilddrüsencarcinoms bei einer *53jährigen Frau*. Die elektronenoptische Untersuchung macht es wahrscheinlich, daß auch hier ein lymphoepitheliales Carcinom, wiederum der Typus Regaud, vorliegt. — Der Befund ist wegen der biologischen Eigenstellung dieser Neubildungen (Radiosensibilität) nicht gleichgültig.

Alle entodermogenen Epithelien können wahrscheinlich, besonders bei symbiontischer Bindung an den lymphatischen Zellstrom, in *ähnlicher* Weise geschwulstig entfaltet werden. Für den Thymus ist dies lange bekannt, für den kloakalen Coelomanteil vermutet, aber nicht sichergestellt.

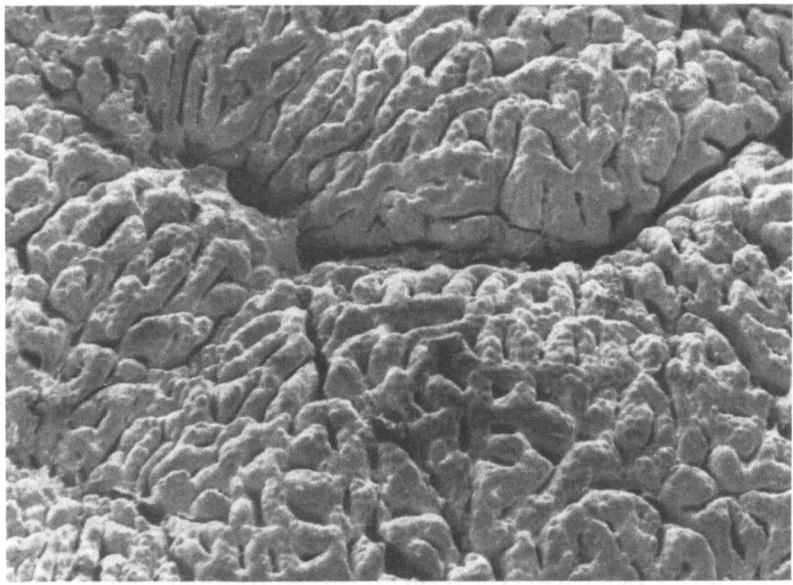

Abb. 3. Rasterelektronenmikroskop. Darstellung der Magendarmschleimhaut, Pylorusgebiet (Magen im Bilde oben, Duodenum im Bilde unten). Mikrorelief. Vergr. (etwa) 1:5850. Keine pathologischen Veränderungen. Fecit Dr. V. H. Bauer, Pathologisches Institut Heidelberg

Die *zweite Manifestation* lymphoepithelialer Störungen betrifft entzündliche Prozesse. Sie spielen in Magen und Darm. Die Situation ist folgende: Der Anatom Watzka hatte schon 1932 darauf aufmerksam gemacht, daß da, wo Lymphocyten an Epithelien herantreten, diese eine Strukturveränderung bieten. Er hat die Beobachtungen erweitert und zuletzt im Handbuch der Allgemeinen Pathologie (1955) erörtert. Er mußte zwangsläufig mit Torsten Hellman in Lund und dessen Schüler Gösta Glimstedt in einen Meinungsaustausch geraten. Denn beide hatten in jahrelangen Untersuchungen wahrscheinlich gemacht, daß Lymphocyteneinwanderung in das Pavimentum „Aufbau einer aktiven Front", also nicht Vereinfachung des Epithelcharakters im Sinne einer entdifferenzierenden Atrophie oder gar Metaplasie, wie Watzka dies wollte, vielmehr Infektabwehr, also Leistungssteigerung, bedeuten würde. Stenqvist, ebenfalls ein Schüler von Hellman, stellte schon 1934 fest, daß die Lymphocyten, welche zwischen die Epithelien der Schleimhautoberfläche einrückten, „infranucleär", d.h. unterhalb einer oberflächenparallelen Verbindungsebene zwischen den Kernen der Epithelzellen haltmachten. Sie lägen „mehr nach der Basis zu", sie wanderten nicht in die Darmlichtung ein.

Heute, technisch viel besser gerüstet als vor 40 Jahren, erfreut sich das niemals zur Ruhe gekommene Problem, erneuter Aktualität. Die dreidimensionale Analyse der Magenwand (Abb. 3) läßt den Wunsch nach Vertiefung des Verständnisses stärker denn je laut werden (Ogata und Murata, 1969). Technisch gute Schnittpräparate zeigen die für den oberen Dünndarm charakteristische Oberflächenstruktur. Die lumenwärtig angeordneten Filamente besitzen eine Proteindoppelhelix; sie dienen *auch* der mechanischen Verfestigung der apikalen Zellpartien (Forssmann und Baumann, 1967). Die räumliche Rekonstruktion einer Dünndarmzotte läßt eine freundliche Rundung, eine gleichsam beruhigende, sehr zuverlässig erscheinende Konstruktion erkennen, deren Gestalt an ein Insektenauge erinnert. Sucht man Saftbahnen und Transportwege, ist es nützlich, sich eines Schemas zu bedienen (Abb. 4). In jede Zotte tritt eine winzige Arterie ein, und es führt eine „behäbige" Venole heraus. Daneben befindet sich ein breiter Lymphstrom (30 µ Dm, Lundgren, 1967). Es scheint, daß die Vene erst an der Zottenbasis ihre definitive Gestalt erreicht. Der intervasculäre Abstand im Zotteninnern beträgt 15—20 µ. Die Sauerstoffdiffusionsstrecke ist klein. Sie ist so beschaffen, daß, wenn ich Lundgren recht verstehe, ein extravasculärer diffusorischer Kurzschluß, also eine quere Shuntkommunikation, möglich ist *und* befahren wird. Die Quellen des Lymphstroms liegen subepithelial in den Gruenhagen-Mingazzinischen Räumen. Wenn man bei der Ratte 3 Tage Natriumdesoxycholat peroral verabfolgt, wird der Zuckertransport durch die Membranen gestört. Dabei entstehen groteske Veränderungen der Mikrovilli mit starker Entfaltung der Zottenlymphräume (Gracey *et al.,* 1973). Sie teilen das Schicksal vergleichbarer Lymphbahnen in Leber und Herzmuskel, der Disseschen und Eberth-Belajeffschen Räume (Disse, 1890, 1911; Eberth und Belajeff, 1866).

Ausgehend von dem Gedanken, daß die interepithelialen Lymphocyteneinlagerungen etwas mit einem transcellularen Stoffaustausch zu tun haben könnten, war es naheliegend, nach einer Methode zu suchen. die es gestatten würde zu erkennen, was hier tatsächlich abläuft. Herwart Otto (1972), Otto und Lewerenz (1973) sowie Gebbers und Otto (1973) haben sich der Rutheniumrotmethode bedient. Rutheniumrot ist ein 6-wertiges Kation. Es präcipitiert eine Vielzahl von Polyanionen. Es wird in Kombination mit Osmiumtetroxyd *während* der Fixierung angewandt. Der Erfolg der Rutheniumrotanwendung hängt ab vom Funktionszustand der Zell- und Membransysteme, vom Ladungszustand, dem Polymerisationsgrad und der Alterung der zur Darstellung zu bringenden Stoffe: Saure Protein- und Mucopolysaccharide, saure Polypeptide und Lipide, aliphatische Polymere der Glykokalix (also der Schleimkappe), der Plasmamembranen und der Intercellularsubstanzen. Die Präzipitation kann herdförmig oder diffus, granulär oder homogen erfolgen.

Bedeutung der pathologischen Anatomie für die Gastroenterologie

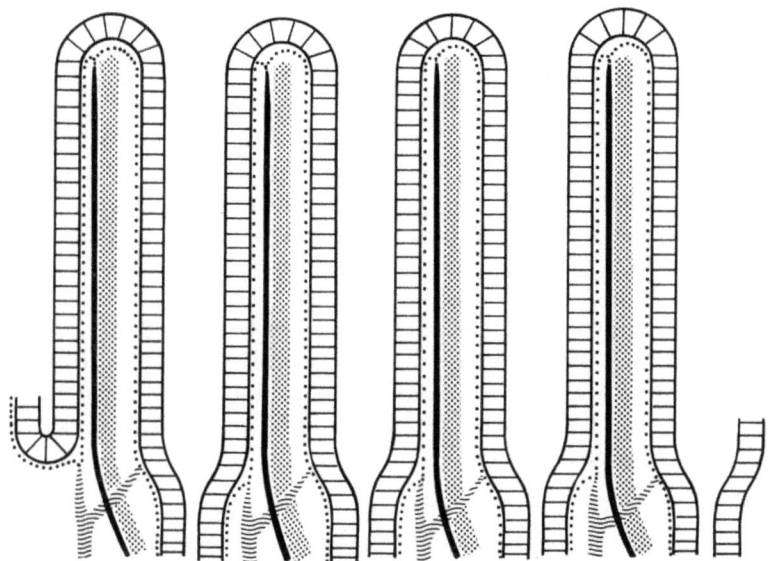

Abb. 4. Schematische Darstellung einer Reihe von Dünndarmschleimhautzotten nach Lundgren (1967). Unter der Epithelreihe punktierte Linie = Lymphgefäß; die ausgezogene schwarze Linie entspricht der Zubringerarteriole; die breite punktierte Linie in Zottenmitte entspricht dem venösen Quellgefäß. Die eigentliche abführende Vene ist durch quere Schraffur dargestellt

Benachbart stehende Epithelien der Darmwand werden von einem Interstitium gleichen physikochemischen Zustandes getrennt. Die Rutheniumrotmarkierung erfolgt daher gleichmäßig. Epithelassoziierte Lymphocyten führen zu einer Änderung. Es entstehen nicht nur granuläre, also überdichtete rutheniumrotmarkierte Bezirke, sondern auch freie, elektronenoptisch nahezu leere Areale, schließlich auch Membranänderungen der Epithelwände. Alle diese Vorgänge und Befunde werden als Ausdruck eines immunokompetenten Stoffaustausches, etwa als Transport antigener Substanzen, als Anlagerung eines Haptenes an Membranreceptoren gedeutet.

Die seit Jolly und Mollier, Schmincke und Regaud erörterte topischfunktionelle Beziehung erscheint heute in besonderem Licht. Man ist auf dem Wege, die schon lange vermuteten immunologischen Beziehungen zu konkretisieren.

Wir hatten von den Bemühungen der schwedischen Schule gehört, durch keimfreie Aufzucht geeigneter Versuchstiere bestimmte Organisationsformen des lymphoepithelialen (besser: des lymphatischen) Gewebes zu klären. Es war naheliegend, die Ultrastruktur der inneren

Oberfläche des Säugetierkörpers unter derlei Bedingungen zu prüfen (Otto und Lewerenz, 1973). Dabei hat sich eine Fülle verschiedenartiger Befunde ergeben, freilich nicht bezüglich des Lymphoepithelproblemes. Zwei andere Tatsachen aber sollen genannt werden: 1. Die Panethschen Zellen zeigen auffällige Veränderungen, und 2. die inneren Proportionen, das Arrangement nämlich, „Zottenhöhe: Kryptentiefe" stimmen nicht. Die Zotten sind zu lang, die Krypten nicht tief genug. Der Quotient bei der neugeborenen keimfreien Ratte beträgt 14, sinkt in einigen Wochen auf 8 ab, ist also immer noch zu hoch (normalerweise: 4). Die Epithelien (Enterocyten) sind und bleiben zu hoch. Die Panethschen Zellen sind strotzend mit Sekretgranula angefüllt. Alles in allem darf man sagen, daß die Unterschiede zwischen keimfrei und konventionell aufgezogenen Ratten nur quantitativer Natur sind. Diese Versuche haben zwar unser sog. Lymphoepithelproblem nicht gefördert, indessen selbst *zwei neue Aspekte* vermittelt:

1. Die Eigenstellung der Paneth-Zelle ist deutlich;
2. ihre biotechnische Beziehung zu entzündlichen Vorgängen — Entzündung als Stoffumsatz im Gewebe mit dem Ziele der Wiederherstellung des verloren gegangenen Gleichgewichtes (Rössle, 1923; Doerr, 1957) — ist sichtbar, ihre Bearbeitung gleichsam modern geworden.

Man kennt die Panethsche Zelle seit 100 Jahren (Otto, 1972). Sie ist im Tierreich weit verbreitet, fehlt (angeblich) bei Raubtieren, hat keine z. Z. klar erkennbare, vergleichend-anatomische Abstammungslinie, findet sich beim Menschen mit Sicherheit in Duodenum, Jejunum und Appendix. Die Paneth-Zellen kommen normalerweise nicht in Oesophagus, Magen (Kardia, Corpus, Antrum), Colon und Rectum vor. Die Paneth-Zellen haben einen polaren Bau, sie sehen den Acinusepithelien des Pankreas ähnlich, verfügen über einen lebhaften Eiweißumsatz und produzieren mindestens 5 Enzymsysteme. Man kann sie experimentell weniger durch Äthionin, jedoch erheblich durch Puromycin schädigen. Die Regeneration der Paneth-Zellen erfolgt durch die interkalaren Epithelien der unmittelbaren Nachbarschaft.

Das Verhalten der Paneth-Zellen bei entzündlichen Erkrankungen der verschiedensten Art und Ursache, ihre überstürzte Stimulation bei experimenteller Salmonellose, die zunehmende Dichte der Sekretgranulumbildung bei bakterieller Besiedelung der Darmschleimhaut haben den Gedanken an eine mögliche „*antibakterielle Funktion*", eine unspezifische immunologische Funktion und die Mitwirkung bei dem Ablauf der von Rössle (1923) *so* bezeichneten „physiologischen Entzündung" zwingend nahegelegt (Eder, 1966, 1969).

Diese Funktion der Paneth-Zellen hängt mit dem zusammen, was Ihnen als *Lysozymtheorie* bekannt ist. Lysozym ist ein niedermolekulares basisches Protein. Sein Molekulargewicht beträgt 14500, sein isoelektrischer Punkt liegt bei 10,9. Das Molekül besteht aus 129 Aminosäuren. Lysozymmoleküle haben die Form eines Elliptoides. Die Peptidkette ist helikal in 6 Abschnitte gegliedert. Lysozym gilt als ubiquitäres körpereigenes sog. Abwehrenzym. Lysozym ist als das eigentliche Werkzeug der Paneth-Zellen bei der Aufrechterhaltung der regulierten bakteriellen Homöostase anzusehen.

Epithelassoziierte Lymphocyten und Panethsche Zellen scheinen die eigentlichen Träger der Infektabwehr zu sein. Dabei spielt eigenartigerweise die Phagocytose zunächst, jedenfalls für den Start der Abwehrvorgänge, keine Rolle. Die *celluläre Theorie der Immunität* arbeitet mit dem Begriff der *Phagocytose*, die *humorale* nach dem Prinzip der *Seitenkettentheorie* (cf. Doerr und Quadbeck, 1973). Dabei gilt als Regel, daß die Phagocytose eine adaptative Antikörperbildung induziert (Zschiesche, 1970). Die Erfahrungen mit den rutheniumrotmarkierten Lymphocyten, die hierbei erkennbar gewordenen Membranabfaltungen der den Lymphocyten anliegenden Epithelzellen, die Konfigurabilität der Zellenmembranen mit Vermehrung der Lysosomen machen es wahrscheinlich, daß es noch eine wirksame weitere immunkompetente Form der Abwehr von Schädlichkeiten, also der Erhaltung der Integrität der Schleimhautoberfläche gibt.

Kürzlich hat Ottenjann geäußert, die Pathologie nehme an der Entwicklung des Gesamtgebietes der Gastroenterologie nicht genügend teil. Er sprach auch von anderen Kontaktdisziplinen, die in ähnlicher Weise enttäuscht hätten. Ich nehme an, daß Herr Ottenjann besondere Erfahrungen machen mußte, die man nicht notwendig zu verallgemeinern braucht. Ob man den Wunsch der Klinik nach diagnostischer Sicherung, insoweit dies die Pathologen angeht, als Symptom einer Renaissance dessen verstehen darf, was man „morphologisches Bedürfnis" nennen kann, oder ob hier die kaum verhehlte Tendenz sichtbar wird, einen histo- und cytodiagnostischen Erfüllungsgehilfen anzuwerben, bewegt mich schon lange. Ludwig Aschoff hat bereits 1924 die Stellung unseres Faches in dessen Beziehungen zum Umkreis aller wissenschaftlichen und praktischen Arbeitsrichtungen in feinsinniger Weise herausgearbeitet. Es ist selbstverständlich, daß wir in einem *Spannungsfeld leben*, das (wie unsere Paneth-Zellen) polar differenziert ist: *Sind wir Ärzte, ist der kranke Mensch alles* (Krehl), dann wird mit Recht die anatomia practica zum Dienstleistungsbetrieb. Aber es mag doch auch das Goethewort gelten: Natur und Kunst sind zu groß, um auf Zwecke auszugehen und haben's auch nicht nötig; denn Beziehungen gibt's überall und Bezüge sind das Leben!

Die explosionsartige Vermehrung des bioptischen Untersuchungsgutes hat unsere Laboratorien längst gesprengt. Es mag sein, daß der

Gustav HAUSER	„peptische Schädigungen" 1883, 1926
R. RÖSSLE	Ulcus als zweite Krankheit 1912
L. ASCHOFF	über den „Engpaß" des Magens 1918
F. BÜCHNER	„peptische Läsionen" 1927, 1951
L. ASCHOFF	Appendicitis 1908, 1930
Max LÖHLEIN	Ruhr 1916, 1917, 1918
H. SIEGMUND	„einfache" & „spezifische" Entzündungen 1929
O. LUBARSCH	Gastritis 1926
E. LETTERER	Pathogenese der Ruhr 1944
R. RÖSSLE	Theorie des Typhus abdominalis 1948
C. KRAUSPE	Colitis ulcerosa 1972
	Colitis granulomatosa 1959, 1961

Abb. 5. Zusammenstellung der Namen derjenigen Pathologen, die sich mit der Aufklärung von Entstehung und Wesen entzündlicher Erkrankungen des Magendarmkanales ernstlich beschäftigt haben

quantitativ überforderte Pathologe nicht immer ein geduldiger Gesprächspartner ist. Daß wir aber nicht hätten mitwirken wollen oder können an der Erarbeitung der Grundlagen einer modernen Gastroenterologie, wird man wohl nicht im Ernste sagen dürfen.

Eine tabellarische Zusammenstellung (Abb. 5) ruft die Namen jener Pathologen ins Gedächtnis, die mit der gastroenterologischen Gesamtentwicklung verknüpft sind. Die durch sie geschaffenen Daten dürfen als Meilensteine gelten. Unsere Darlegungen haben uns in die unmittelbare Nähe des Kapitels der entzündlichen Erkrankungen geführt. Deshalb habe ich in unserer Übersicht auch nur die Autoren genannt, die sich um die Pathologie sehr verschiedenartiger Entzündungsprozesse bemüht haben.

Erlauben Sie einige Worte zur *Entzündungsfrage*, zum Phänomen der gestörten *Absorption*, zu den mit allen Schleimhautschädigungen immanent verknüpften *Regenerationsprozessen* und damit auch zu diagnostischen Problemen des beginnenden *malignen Wachstums*. Endlich möchte ich auf einige *hepatologisch-metabolische* Besonderheiten und, wenn die Zeit reicht, auf eine eigenartige Manifestation der *Uratgicht* aufmerksam machen. Zum Schluß wird sich herausstellen, daß die

„Desmosomen", die Kontakt- und Haftstellen zwischen pathologischer Anatomie und klinischer Gastroenterologie, belastungsfähig, daß die Bindungen also ganz echt sind.

Es ist nichts so schwierig, wie entzündliche Organerkrankungen vernünftig zu gliedern (Konjetzny, 1926; Lubarsch, 1926; Wanke, 1971); ich habe dies an den Beispielen Endokarditis, Pankreatitis, Myokarditis oft gezeigt. Eine *Gastroenteritis* kann man benennen

nach dem zeitlichen Ablauf: man kann also sprechen von akuter, subakuter, chronischer, vielleicht primär-chronischer Gastritis, man kann aber auch, biorheutisch orientiert, herausstellen eine Säuglings- oder Kleinkinderenteritis und eine seneszente Enteropathie;

nach dem anatomischen Bild, und zwar entweder nach der Beschaffenheit des Exsudates, *oder* nach Art und Grad einer granulierenden Vernarbung, *oder* nach der Lokalisation: herdförmig, diffus, oberflächlich, tiefgreifend;

nach den Ursachen: physikochemische, metabolische, mikrobielle, parasitäre, nervale;

nach dem Entstehungsweg, nämlich entweder aus der Lichtung des Magendarmrohrs oder per eliminationem („Ausscheidungsentzündung", Eliminationsgastritis, Kauffmann, 1930).

Derlei Gliederungen sind zwar logisch einwandfrei, aber sie sind ohne Leben. Die *einzige* Einteilungsmöglichkeit entzündlicher Erkrankungen, welche ärztlich legitimiert erscheint, hat sich nach der Herausarbeitung *nosologischer Entitäten* zu orientieren.

Nach der Vorstellung unserer Altvorderen war der Magen ein Promptuarium, ein Vorratsbehältnis. Durch die Vorgänge der Pepsis, von denen schon Emedokles sprach, würden die Ingesta aufbereitet, bis sie resorbierbar wären (Hildegard von Bingen, cf. H. Schipperges, 1957). Die so entstandene ‚pituita' galt als ‚Halbfertigfabrikat'. Ihre Aufbereitung erfolge durch eine ‚spezifische facultas'. Stenosen würden das Angehen entzündlicher Prozesse fördern (‚nulla inflammatio quin simul adsit obstructio'). Das Gehirn verursache durch Vagusreiz ‚molestissimi spasmi'. Am gefürchtetsten aber war der ‚potus gelidus', der eiskalte Trunk; er könnte in wenigen Stunden den Tod herbeiführen (v. Brunn, 1964).

Unter einer *Entité morbide* im Sinne von Jean Martin Charcot versteht man eine in bestimmter Weise ablaufende Gesundheitsstörung, die 1. ausgezeichnet ist durch stereotype Symptome, und die 2. korreliert sein kann mit einem einigermaßen charakteristischen pathologisch-anatomischen Befund. Übertragen in unsere Sprache heißt dies: Die nosologische Entität ist das Produkt aus Raumgestalt und Zeitgestalt in klinischer *und* anatomischer Hinsicht.

Die häufigste entzündliche Erkrankung beim Menschen und vielleicht auch bei unseren Haustieren ist die *Gastritis* (Henschen, 1966; Baker, 1973; Cohrs, 1962).

Ich unterscheide:

1. Die *akute Gastritis*. Es handelt sich um eine Schleimhautschädigung als konkomitantes Phänomen. Sie ist nicht eigenständig, vielleicht mit *einer* Ausnahme, nämlich der Exulceratio simplex Dieulafoy.

2. Die *chronische Gastritis*. Sie begegnet uns in folgenden Formen:
a) *Ohne Schleimhautumbau*. Dies ist (aa) die *Oberflächengastritis*. Morphologisch geht es um eine katarrhalisch-desquamative, vielleicht erosive Entzündung, mit und ohne Exsudatfahne. Hierher gehört sodann (bb) die *interstitielle Gastritis*. Sie ist primär-chronisch und führt in der Tunica propria Plasmazellen und Monocyten, Lymphocyten und Eosinophile, Russellsche Körperchen und Goldmannsche Maulbeergranula. Die Infiltrate liegen *zwischen* den Drüsen. Es kann sich auch um Lymphfollikel handeln. Die Basalmembranen sind in Ordnung.
b) *Mit Schleimhautumbau*. Sie tritt als *atrophisierende* auf. Die Atrophie begegnet uns als entdifferenzierende, vorwiegend des epithelialen Parenchyms. Dabei entsteht in der Hälfte der Fälle eine enterale Metaplasie, d.h. das Phänomen sog. „Intestinalisation". Ob die den Paneth-Zellen ähnlichen Zellen echte Paneth-Zellen sind, die durch indirekte Metaplasie entstanden gedacht werden müssen (Otto, 1972), oder ob es sich *auch* um eine histologische Akkommodation der Becherzellen des jeweiligen Standortes handeln kann, ist im Augenblick unentschieden. Auch die metaplasiogene Paneth-Zelle besitzt eine antibakterielle Wirkung (Otto und Fett, 1972). Auf die Versuche eines „Grading" (Wanke, 1971) kann ich hier nicht eingehen. Auch für eine Erörterung des für den Morphologen fesselnden Problems, ob die „glanduläre Hyperplasie" der Magenwand wirklich und gar nichts mit der „gastrite chronique à plis géants" (Gastropathie hypertrophique, Pfeiffer *et al.*, 1965) zu tun hat, reicht meine Zeit nicht aus.

3. Die *chronische spezifisch-granulomatöse Gastritis*. Hierher gehören Tuberkulose, Lues, Morbus Crohn, Boecksche Sarkoidose und manches andere (auch ungenügend klassifizierte).

Morson und Dawson (1972) machen es sich viel leichter. Sie unterscheiden 1. eine Gastritis ohne anatomischen Befund und 2. eine Gastritis mit morphologischen Veränderungen. Wenn letztere chronisch wird, zeigt sie entweder eine entdifferenzierende Atrophie einzelner Drüsenformationen oder eine komplette Magenatrophie in *allen* Schichten. — Natürlich kann man den *Gastritisbegriff korrelieren* (in ein Junctim bringen), also sprechen von „Gastritis bei Eisenmangel", „Gastritis bei perniziöser Anämie", „Gastritis bei Ulcus", „Gastritis bei Carcinom".

Bedeutung der pathologischen Anatomie für die Gastroenterologie

Nach der Sache bestehen *keine* echten Unterschiede, nach der *begrifflichen* Abgrenzung keine *unüberwindlichen,* bezüglich der am meisten empfehlenswerten *diagnostischen Terminologie* jedoch *außerordentliche Differenzen.* Die Anstrengungen der Erlanger Schule, besonders unseres Moderators (Ludwig Demling) stehen vor aller Augen.

Klinische und histopathologische Praxis haben ihre Besonderheiten. Auch bei großer diagnostischer Vorsicht kann man sich täuschen:

1. Ein *63jähriger Mann* hat in 4 Monaten stark an Gewicht verloren; die Symptome machen eine Magenstörung wahrscheinlich; eine Schleimhautbiopsie aus dem Corpus (EN 16572/71) zeigt einen typischen Umbau mit enteraler Metaplasie. Unter dem Eindruck des Röntgenbefundes Resektion nach Ablauf einer Woche. Jetzt findet sich neben der Umbaugastritis eine stärkere, tiefergreifende Veränderung (EN 17126/71). Die genaue Prüfung läßt am Vorliegen eines umschriebenen Carcinoms (2:2 cm) keinen Zweifel.

2. Bei einem *65jährigen Mann* wurde vor 40 Jahren(!) eine Magenresektion vorgenommen, angeblich wegen eines Ulcus. Jetzt, seit einigen Wochen Oberbauchbeschwerden, Inappetenz, Gewichtsverlust. Die histologische Prüfung einiger stecknadelkopfgroßer Stückchen bringt eine atrophisierende Umbaugastritis (EN 16865/71). Ein Carcinom konnte ich nicht finden. Dennoch resezierte man den Restmagen. Anlage einer Oesophago-Jejunostomie (End-zu-Seit). Im Bereich der alten Anastomose fand sich ein 5:3 cm messender Bezirk mit grober Felderung. Prüfung an dieser Stelle (EN 18589/71): Zunächst fand ich nur eine Gastritis. Bei weiterem Suchen ließen sich stärkere Umbauvorgänge, endlich ein Bezirk nachweisen, den man als ein im Niveau der Schleimhaut verbliebenes, also kleines Carcinom ansprechen kann. Die Operation liegt 2 Jahre zurück. Dem Kranken geht es gut. Die 40jährige Magenanamnese mündete in ein Carcinom. Dieses wurde rechtzeitig erkannt.

3. Eine *51jährige Ärztin,* welche eine starke Raucherin war, kam mit dem durch den Röntgenologen geäußerten Verdacht auf Vorliegen eines Ulcuscarcinoms in unsere Chirurgische Klinik. Die Untersuchung einiger Schleimhautstückchen ergab starke Unregelmäßigkeiten (EN 8787/73). In dem mir wenig später zugegangenen Resektat fand sich eine Gastritis chronica ulcerosa Nauwerck (EN 9107/73). Ein Carcinom ließ sich nicht sicherstellen. Ich habe der Patientin die Situation erklärt, sie war glücklich, kein Carcinom zu haben.

Während in den beiden ersten Fällen in der Biopsie jeweils kein Carcinom gefunden, dieses aber in den Resektaten verifiziert werden konnte, ließ ich mich im dritten Falle zu einer akzentuierten Verdachtsdiagnose verleiten, die sich nachher eine Korrektur gefallen lassen mußte.

Entzündliche Erkrankungen des Darmes und Malabsorption haben breite Berührungsflächen. Wenn wir von den mikrobiellen oder parasitären Darmerkrankungen absehen, die unsere Urlauber aus warmen Ländern mit nach Hause bringen, bleiben nur wenige große Erkrankungsgruppen. Die zunehmende Häufigkeit der Ileitis terminalis, die pathogenetische Ratlosigkeit gegenüber der Colitis ulcerosa zwingen dazu, alle Einzelheiten neu zu durchdenken. Nach Lundgren (1967) ist die Aufgabe des Darmrohres eine dreifache: Absorption, Sekretion und Transport. Die Absorption verläuft über die Oberflächen-, die Sekretion über die Drüsen- und Kryptenepithelien, für die Motilität steht ein komplexer Apparat zur Verfügung. Die Zahl der Störungsmöglichkeiten ist groß. Neuerdings hat die von Volkheimer schon 1961 herausgestellte *Persorption*, d.i. die Aufnahme korpuskulärer, bis 95 µ starker Gebilde interepithelial und in das Lymphsystem der Darmwand Beachtung gefunden. Die Technik der Untersuchung der Dünndarmbiopsien ist durch die rasterelektronenmikroskopische Analyse stark verbessert worden. Die *Regeneration* der Schleimhautepithelien erfolgt aus dem Bestand der Kryptenepithelien. Der Zellersatz folgt der Leitschiene der Basalmembranen. Eder (1966, 1969) hat die Regenerationskinetik der Dünndarmschleimhautepithelien experimentell geprüft und 2 Haupttypen festgestellt (Abb. 6). Je nachdem, an welcher Stelle eine Störung angreift, sind die Folgen verschiedene. Die Änderungen des Quotienten „Zottenhöhe zu Kryptentiefe" ist ein feines Indiz. Was merkwürdigerweise bis jetzt nicht in Angriff genommen wurde, ist die Messung der Gleitfähigkeit der Basalmembranen. Die Membranen sind nicht absolut glatt, sondern lassen bei Aufsicht zapfenförmige Erhabenheiten erkennen (Loehry und Creamer, 1969a). Das Spiel der Regenerationsvorgänge ist außerordentlich empfindlich. Etwa 4 Tage nach einmaliger Gabe des Folsäureantagonisten Methotrexat entstehen hypertrophische intervillöse Brücken. Ähnliche Veränderungen werden nach Strahlenschädigung der Darmwand, aber auch nach Wurminfektion gefunden. Auf diese Weise kann es zu einer Entparenchymisierung, nämlich zu einem Zottenverlust, dem sog. Kahlschlag, der Psilosis, kommen. Dadurch würde dann eine Situation geschaffen, welche der der Sprue und Cöliakie ähnlich ist (Loehry und Creamer, 1969b).

Wo beginnen die entzündlichen Prozesse in der Darmwand? Es ist unerläßlich, Ätiologie und Pathogenese zu trennen. Ätiologie ist die Lehre von den „letzten" Ursachen; Pathogenese meint die Bedingungen der Krankwerdung. Hierbei geht es um biotechnische Details. Jene liegen sowohl in dem Verhalten des Kranken, bei dessen Responsibilität gegenüber einer Noxe als auch bei Quantität und Qualität mikrobieller Erreger. Eduard Kaufmann hat vor 40 Jahren den Gedanken ausgesprochen (1931), daß bestimmte Formen der Enterocolitis dadurch entstünden,

Bedeutung der pathologischen Anatomie für die Gastroenterologie 23

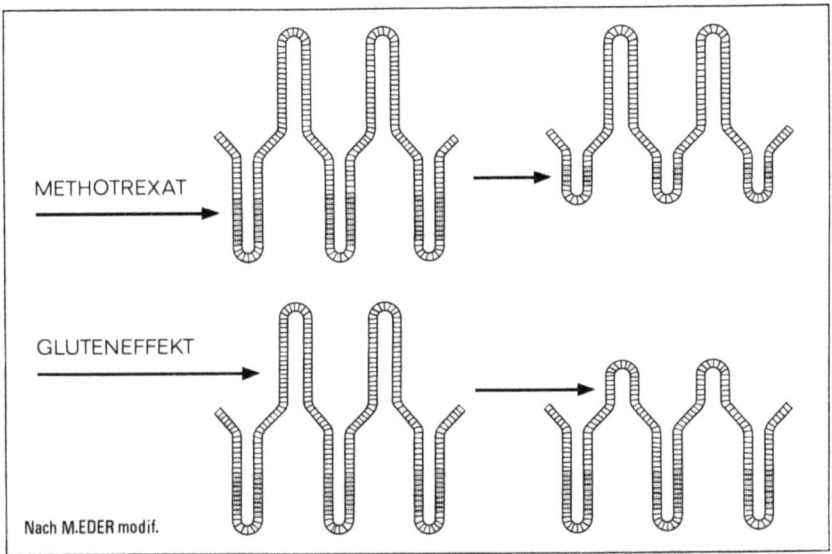

Abb. 6. Schema des Angriffs schädigender Substanzen am Dünndarmzotten-Archipel nach Eder (1969). Methotrexat trifft die eigentliche Regenerationsschicht, die Krypten werden abgeflacht; Gliadine (Gluten) treffen die Epithelschicht der Differenzierungszone, die Zottenhöhe nimmt ab

daß bei dem Versuch der etwaigen Ausscheidung einer Noxe über die Darmwand — Kaufmann erörterte die Beispiele der pseudomembranösen Colitis nach Sublimatvergiftung und bei chronischer Urämie — eine perirubrostatische Dauerhyperämie der Capillaren der inneren Darmwandschichten entstünde. Diese erzeuge eine Resistenzminderung der Schleimhaut und jene sei die Voraussetzung für eine pathologische Leistung der sonst harmlosen Darmkeime.

Erich Letterer (1944) hat unter dem Eindruck der Ruhr bei Soldaten der deutschen Ostarmee eine sehr subtile experimentelle Studie über die formale Pathogenese der Flexnerruhr der weißen Maus vorgelegt. Er konnte zeigen, daß die Toxine der Pseudodysenteriebakterien keine primäre Epithelnekrose erzeugen, vielmehr einen eigenartig umwegsamen, komplizierten Mechanismus über Capillarschädigung, seröse Exsudation in die Tunica propria mit zeitlich deutlich postponierter entparenchymisierender Ausscheidungsentzündung entfesseln. Erst nachträglich käme es zur Verschorfung. Volker Becker (1969) hat ähnliche Initialveränderungen bei der Cholera El Tor abgebildet. Morson und Dawson (1972) betonen ebenfalls den Primat der capillären Zirkulationsstörung bei ganz verschiedenen Formen von Enterocolitis. Zinserling in Leningrad hat

sich soeben für Ruhr und Coli-Enterocolitis auf Grund der Untersuchung von 112 Sektionsfällen *für* die Annahme dieser mehrstufigen Pathogenese ausgesprochen.
Heute erleben wir eine Pathologie durch stark wirkende Arzneimittel. Meine Fachgesellschaft hat sich 1972 mit dem Komplex sog. Therapieschäden auseinandergesetzt. Das Spektrum der Arzneimittelschäden des Magendarmkanales ist eindrucksvoll. Die Zusammenhänge sind nicht leicht zu erkennen. Man könnte von inadäquatem Kausalzusammenhang sprechen.

Vor wenigen Jahren kamen im Abstand von 4 Monaten 2 Ehegatten (64 und 67 Jahre alt) zur Sektion (SN 274/67; SN 694/67). Beide waren an den Folgen einer Darmparalyse — Ileus mit Durchwanderungsperitonitis — gestorben. Bei beiden spielte (in der Vorgeschichte) das percutan und in offenbar großen Mengen angewandte Antirheumaticum Mikanil-R eine nicht zu übersehende Rolle. Die Deutsche Arzneimittelkommission wurde verständigt. Jetzt kam ein *dritter Fall* zur Beobachtung: Eine *61jährige Hausfrau* (SN 1018/73) hatte aus Versehen Mikanil-R (30 ml) — statt Hustensaft (!) — getrunken. In Verkennung der Gefahr erfolgte die Krankenhausaufnahme erst 13 Std später. Unter Schocksymptomen, Krämpfen und Nierenversagen trat der Tod 2 Tage nach der Giftaufnahme ein. Die Untersuchung zeigte Dünndarmgeschwüre, welche nicht durch direkte Mikanilwirkung entstanden sein konnten. Ätzschorfe fehlten gänzlich. Es bestand eine nekrotisierende Nephrose. Eigenartigerweise fanden sich kleinste Kristallabscheidungen. Herr Prof. Quadbeck, unser Fachvertreter der Pathochemie, erklärt dies so: Mikanil enthält ganz überwiegend 1-2-Dichloräthan. Es wird oxydativ abgebaut. Dabei entsteht Äthylenglykol. Jenes kam über Niere, Darm und Pankreas zur Ausscheidung. Mit der experimentellen Glykolvergiftung hatte ich mich vor 25 Jahren aus ganz anderem Anlaß beschäftigt. Aus dem Äthylenglykol entstanden Glyoxal und Oxalsäure. Letztere verursachte die Calciumausfällung. Die manschettenförmige Darmwandentzündung wird als Eliminationseffekt gedeutet, die kleinen Geschwüre können als Schockäquivalent aufgefaßt werden.

Colitis ulcerosa und *Morbus Crohn* sind in Ihrem Kreise immer wieder besprochen worden (Schäfer und Wallis, 1965; Demling, 1965; Stelzner, 1965). Es gibt kaum eine Krankheit, die ein so uniformes Bild im psychischen Bereich des Kranken bietet, wie die Colitis ulcerosa (A. Jores, 1965). Ohne die überzeugend begründete pathogenetische Konzeption von Fr. Curtius (1962) gering zu achten, muß doch gesagt werden, daß sich zwei Vorstellungen zu verdichten scheinen: 1. Die Annahme, daß eine Antigen-Antikörper-Reaktion, d.h. eine immunkritische Auseinandersetzung mit dem „spezifischen" Colongewebe vorliegt, und 2. die Lysozymthese. Antigene aus embryonalem Colongewebe können in den bioptisch untersuchten Schleimhautstücken bei kindlicher Colitis ulcerosa eine Antikörperbildung sichtbar machen. Bei der ulcerösen Colitis werden Paneth-Zellen immer im Dickdarm gefunden (Otto und Fett, 1972). Sie kommen in 3 Formen vor; zwei davon entsprechen den Paneth-Zellen des normalen Dünndarmes, eine Zellform ist durch Sekretion von

Immunglobulinen ausgezeichnet. *Diese* Zellen finden sich in 93% aller Fälle (Otto, 1972). So lange Paneth-Zellen nachweisbar sind, ist die Prognose nicht schlecht; schwinden die Paneth-Zellen, erscheint die Abwehr erledigt. Wer 10 Jahre eine Colitis hatte, muß als „Carcinomanwärter" gelten.

Der Morbus Crohn kommt in 66% aller Fälle *allein* im Dünndarm, in 17% in Dünn- *und* Dickdarm, in 17% *allein* im Dickdarm vor. Die Prognose des „Crohn" mit Ileumbeteiligung ist günstiger, als wenn er ausschließlich im Dickdarm lokalisiert ist (McGovern und Goulston, 1968). Die histologischen Veränderungen vom Mund zum Anus, ja an der Haut der Umgebung eines Anus praeter, sind prinzipiell ähnlich. Die anale Manifestation ist diagnostisch wichtig. 25% der Dünndarm-, 75% der Dickdarmfälle haben eine Analfissur, eine Analfistel oder eine ödematös-livide Anschwellung der Perianalregion. Miliare Granulome am Bauchfell sind bekannt (Heaton *et al.*, 1967), selbst die entzündliche Reaktion in der Umgebung der Graserschen Sigmadivertikel kann das für Morbus Crohn einigermaßen charakteristische Granulationsgewebe zeigen (Schmidt *et al.*, 1968). In den Schleimhautbiopsien soll das nagelförmige Ulcus („cleft-like-ulcer") eine diagnostische Hilfe sein (McGovern und Goulston, 1968). Die Narben, die im Fortgang der Crohnschen Erkrankung entstehen, gelten als *nicht* präancerös. Bei Morbus Crohn werden in 60% der Fälle Paneth-Zellen im Entzündungsfeld gefunden. Entzündungsfreie Dickdarmabschnitte sind auch frei von Paneth-Zellen (Otto, 1972).

Bei einem *45jährigen Manne*, der, wie es hieß, schon immer einmal durchfällig gewesen war, lautete die klinische Diagnose „toxisches Megacolon". Die Krankheit ging 4 Monate. Die ursprünglich wäßrigen Durchfälle wurden blutig, dann eitrig. Der Kranke starb an einer energetisch-dynamischen Herzinsuffizienz. Die Sektion (SN 245/70) zeigte eine katarrhalisch-erosive Enterocolitis. Nur im absteigenden Dickdarm fanden sich einige sehr seichte, in Reinigung begriffene Geschwüre. Im Pankreasschwanz lag ein nichtinsulinproduzierendes herzkirschengroßes *Adenom*. Dieses war auf dem Boden einer Pancreatitis adenomatosa insularis entstanden. Die Verkennung der Sachlage in einer kleineren auswärtigen Klinik und die etwas planlose antibiotische Therapie dürften einer enteralen Infektion — Proteus — den Weg bereitet haben. Eine Colitis ulcerosa lag nicht vor. Ich habe den Fall als Verner-Morrison-Syndrom mit bakterieller Superinfektion aufgefaßt.

Eine klassische „*Cholera pancreatica*" fanden wir bei einem *63jährigen Manne*. Seit Jahren bestanden Attacken sog. Hydrantenstühle, die, freilich für eine jeweils nur kurze Zeit, durch Corticoidhormone gebessert werden konnten. 5 Monate vor dem Tode wurde ein Mastdarmpolyp entfernt, histologisch keine Besonderheiten. Leider entstand eine Sepsis, ausgehend von einem Venenkatheter mit Endokarditis und embolischer Hirnerweichung. Die Sektion (SN 542/71) zeigte ein Carcinom des Pankreasschwanzes sowie zwei kleine nahe benachbarte Lymphknotenmetastasen. Der Tumor maß 6:4:2 cm; weitere Metastasen fanden sich nicht. Histologisch handelt es sich um ein Inselzellcarcinom; man könnte von einem metastasierenden Adenom sprechen. Es liegt also ein klassischer Fall von Verner-Morrison-Syndrom vor. Das jeweils deutliche, wenn auch nur vorübergehende Ansprechen auf Corticoide hätte vielleicht an die richtige Diagnose denken lassen *können*. Das exkretorische Pankreas war nicht auffällig, die Magenschleimhaut schien mehr Belegzellen zu führen als sonst, die Duodenalschleimhaut bot eine „gastrische Metaplasie". Die Tumorzellen waren elektronenmikroskopisch „agranulär". Ein immunologischer Nachweis („bioassay", „radioimmunoassay") von Hormonen im Tumor war den Umständen nach nicht möglich. Peptische Schleimhautläsionen fehlten völlig.

Mit diesen Fällen gewinnen wir eine gedankliche Brücke zur gestrigen Debatte in Ihrem Arbeitskreis „gastrointestinale Polypeptide". Es gehört zu den eindrucksvollsten Erfahrungen für den zeitgenössischen Pathologen zu beobachten, wie die *geniale Konzeption* Friedrich Feyrters (1938) jetzt eine weltweite Anerkennung findet. Hier sieht man wirklich, was die sorgfältige Beobachtung, erarbeitet mit technisch bescheidenen Mitteln, bei kritischer Wägung gesehen, was vernünftigerweise erschlossen werden kann, zu leisten imstande ist. Feyrters Konzeption von den *diffusen endokrinen epithelialen Organen* ist ein schlagendes Beispiel für das, was der Mathematiker Georg Polya „plausibles Schließen" nannte (Doerr und Quadbeck, 1973). Genau genommen geht es um eine durch tausend Einzelbefunde induzierte Intuition, somit um eine visuelle Form der Anschauung, getragen von hoher intellektueller Einsicht. Diese Intuition bedeutet die unmittelbare Erfassung der Wirklichkeit in ihrer ganzen Sinnenfältigkeit (Schopenhauer). Heute liegt eine Wunderwelt der endokrinen cellularen Einrichtungen der inneren Körperdecke vor uns. Ich muß es mir versagen, das Thema zu vertiefen. Herr Ratzenhofer, Schüler von Fritz Feyrter, derzeit Vorsitzender der Deutschen Gesellschaft für Pathologie, wird ihnen heute nachmittag über das Ergebnis der gestrigen Bemühungen berichten und Eigenes hinzufügen. Die Älteren unter Ihnen werden sich gern des Referates erinnern, das Max Ratzenhofer auf Ihrer Tagung 1959 in Kassel über das Dünndarmcarcinoid gehalten hatte.

Lassen Sie mich noch einmal zu den Enteropathien zurückfinden: Die *32 Jahre alte Ehefrau* eines Kollegen erkrankte auf einer Reise durch Portugal an einer anhaltenden Diarrhoe. Nach und nach entwickelte sich eine Steatorrhoe. Die klinische Auffassung des Falles wechselte. Therapeutisch wurde an nichts gespart. Eine Dünndarmschleimhautbiopsie zeigte keine charakteristischen Veränderungen. Ich konnte weder eine Sprue noch einen Morbus Whipple, weder eine Zottenatrophie noch PAS-positive Lymphbahnschwemmsel finden. Die bakteriologischen und serologischen, mehrfach wiederholten Untersuchungen brachten keinen brauchbaren Befund. Die elektronenoptische Kontrolle winziger Dünndarmschleimhautstückchen zeigt zwar einige Paneth-Zellen aber keine SPC-Zellen. Schließlich erhielt ich einen Leistenlymphknoten. Hier nun fand ich Pilzkolonien. Jetzt wurden alle Einzelheiten auf das Sorgfältigste ergänzt, und es wurde klar: Schon in Portugal fanden sich Pilze, mindestens in kleinen Hautefflorescenzen, wahrscheinlich auch im Stuhl. Es soll sich um Microsporon canis gehandelt haben. Die eingeleitete Therapie larvierte das Bild. Es handelt sich wohl überhaupt nicht um eine eigenständige Enteropathie, sondern um eine cutano-enterale Mykose.

In der Differentialdiagnose gegenüber der Candidamykose spielt eine seltene Krankheit eine Rolle, auf die kürzlich der Dermatologe Reich in Münster/Westf. aufmerksam gemacht hat (1973). Es handelt sich um die *Akrodermatitis enteropathica*, ein recessives Erbleiden, bei dem periorifizielle und acrale Efflorescenzen mit einer Malabsorption vergesellschaftet auftreten, welche einer Cöliakie nicht unähnlich ist. Durch die Freundlichkeit der Proff. Braun und Diezel in Pforzheim bin ich imstande, Ihnen eine Schleimhautbiopsie zu demonstrieren. Der Schwerpunkt der Veränderungen, es handelt sich um einen 1jährigen Jungen, betrifft die Garnitur der Paneth-Zellen. Die eigentliche Ursache ist nicht bekannt. Es wird erwogen, daß eine erbliche Störung des Tryptophanstoffwechsels dahinterstecken könnte. Morphologisch imponieren Veränderungen an den Lysosomen. Sekundärinfektionen vor allem durch Soor spielen eine große Rolle.

Eine *historische Last*, beinahe so etwas wie ein Schuldkomplex für den Pathologen, ist die leidige diagnostische Sorge um die Feststellung der beginnenden Malignität gastrointestinaler Neoplasien. Man möge sich doch bitte endlich überzeugen lassen, daß es „Stufen der Malignität" gibt (Rössle, 1949; Doerr, 1961).

Daß die Cytodiagnostik in der Hand des Erfahrenen Vorzügliches leistet, braucht in Erlangen nicht betont zu werden. Daß es dennoch unmöglich sein kann, Gut und Böse klar zu differenzieren, weiß jeder, der in der Praxis steht.

Kürzlich hat sich die Wiener Arbeitsgruppe um Heinrich Holzner (Denk *et al.*, 1973) mit einer Studie hervorgetan, die darauf hinausläuft, bei Magencarcinomen mittels indirekter Immunofluorescenz ein *carcinoembryonales Antigen* sichtbar zu machen. Die Reaktion wird um so stärker, je besser ausdifferenziert der Krebs ist. Sie fällt schwächer aus bei anaplastischen Carcinomen.

Auf den gegenläufigen Effekt ist der physikalische Nachweis der *Ultraviolettmikrospektrophotometrie* ausgerichtet (Schiemer, 1967). Vor wenigen Wochen hat der russische Pathologe Avtandilov (1973) eine vergleichende cytophotometrische Studie vorgelegt (Abb. 7). Es handelt sich um den Versuch, das Problem der Malignität aus der subjektiven Beurteilung durch den Histologen herauszuheben und einer objektiven Feststellung durch Messung des DNS-Gehaltes zugänglich zu machen. An diesem Problem, vor allem an seiner diagnostischen Utilisation in

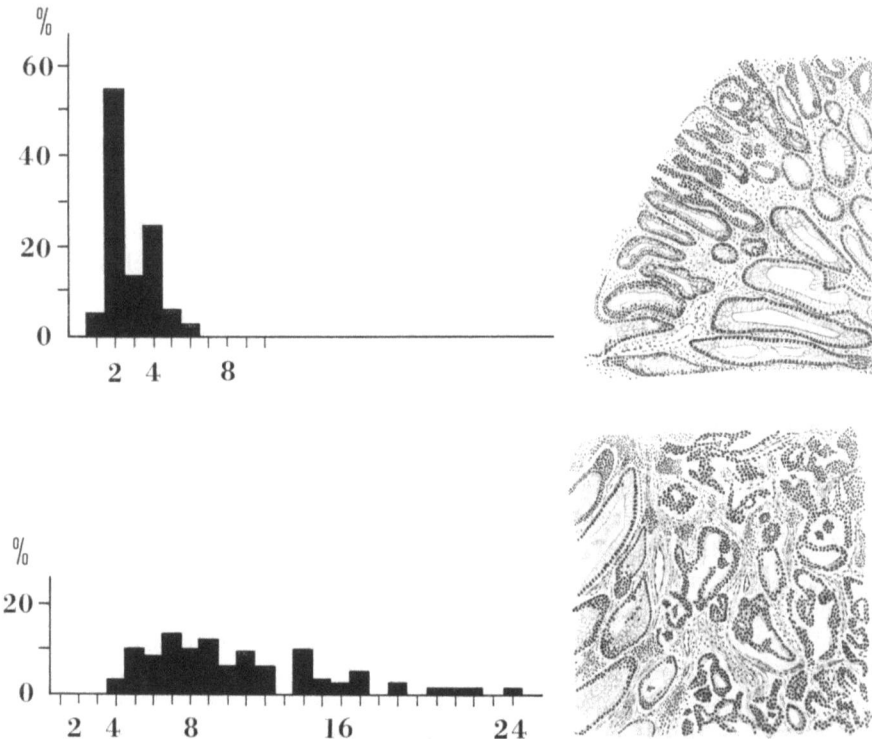

Abb. 7. Schema des Ergebnisses einer vergleichenden Untersuchung über die Kriterien beginnender Malignität nach Avtandilov (1973). Im Bilde links Meßwerte der Ultraviolettmikrospektrophotometrie (Meßwerte betr. DNS), rechts mit Konfrontation der zugehörigen histologischen Befunde; obere Reihe einfacher Dickdarmschleimhautpolyp, untere Reihe anaplastisches Dickdarmcarcinom

einer für die Praxis interessanten Zeit, wird in aller Welt, in der Bundesrepublik vorwiegend unter Führung des Freiburger Kreises (Sandritter, 1965) gearbeitet. Es mag eine gewisse Beruhigung bedeuten zu wissen, daß es *Möglichkeiten* gibt, malignes Wachstum in statu nascendi zu erkennen. Ob freilich ein Tumor, dessen DNS-Ausstattung einer so oder so beschaffenen Meßwertkonstellation entspricht, wirklich maligne sein wird, also okkupiert und destruiert, Metastasen setzt und rezidiviert, hängt noch von anderen Faktoren ab. Ich meine die natürliche Resistenz, vielleicht eine erworbene Immunität, kurzum alles, was seit Paul Ehrlich diskutiert wird (Doerr, 1954).

Mein Bericht über die Beziehungen zwischen Gastroenterologie und pathologischer Anatomie wäre nicht vollständig, wenn ich nicht über neue Ergebnisse auf dem Gebiet der *Punktatdiagnostik der Leber* vor-

Bedeutung der pathologischen Anatomie für die Gastroenterologie 29

trüge. Da ich das Glück habe, in Heidelberg an der Seite eines hervorragenden Kenners erblicher Stoffwechselleiden, des Pädiaters Prof. Horst Bickel, zu arbeiten, konnte es nicht schwer sein, einige Befunde zu erheben. Die *Krankheitsgruppe der erblichen Stoffwechselanomalien* ist groß, die einzelnen Defekttypen aber sind selten genug. Die hereditären Stoffwechselstörungen beruhen auf einer Genmutation, die gewöhnlich autosomal-recessiv, viel seltener dominant und an das Geschlechtschromosom gebunden vererbt wird. Nach der 1-Gen-1-Enzymtheorie vermag das mutierte Gen nicht mehr das korrespondierende Enzym zu bilden. Es entsteht also ein Enzymdefekt. Die Ansammlung der Metabolite vor dem Block übt eine schädigende Wirkung auf das jeweils am meisten betroffene Organ oder Gewebe aus.

Wir verfügen über 4 Fälle von *hereditärer Fructose-Intoleranz* (Rossner und Feist, 1971). Die Kinder erkrankten im ersten Lebensjahr mit Zittern, Schweißausbruch, Erbrechen, Hypoglykämie und Durchfällen. Die Leber war in allen Fällen vergrößert, ein periodischer Ikterus vorhanden. Später wurde eine Wachstumsverzögerung deutlich. Der aufgestaute Metabolit ist das Fructose-1-Phosphat. Es liegt ein Defekt der Fructose-1-Phosphat-Aldolase vor. Die in mehrmonatigen Abständen vorgenommenen Leberpunktionen zeigen einen eigenartigen Parenchymumbau. Es findet sich eine trabeculäre Transformation, endlich eine Speicherungscirrhose (Abb. 8). Besonders auffällig sind die Ablagerung eines Pigmentes, der „myeline-like figures" und die Ektasie der initialen Gallengänge. Die Therapie besteht ausschließlich in der Verabfolgung von fructosearmer Kost. Sie gilt als optimal, wenn nur 1,0 – 1,5 g Fructose pro Tag aufgenommen werden. Die klinische Diagnose wird durch den Fructosebelastungstest (mit 0,2 g pro Kilogramm Körpergewicht) gestellt. Die Punktatkontrolle gibt Aufschluß über den Fortgang, insbesondere ob eine Besserung erreicht wurde. Gelingt es nicht, die Diät genau einzuhalten, was an der Einsicht der Mütter scheitern kann, läuft die Leber mit Fett-Tropfen voll (Abb. 9).

Ein morphologisch besonders reizvolles Kapitel ist das der von E. Abderhalden vor 70 Jahren in Basel entdeckten, von Eduard Kaufmann pathologisch-anatomisch untersuchten *Cystinosis*. Bickel hat 1952 die Dünnschichtchromatographie der Körperflüssigkeiten zum Zwecke der quantitativen Aminosäurenanalyse eingeführt. Ophthalmologische Verlaufskontrolle durch Spaltlampenuntersuchung und der gewöhnliche pathologisch-anatomische Befund brauchen in diesem Kreise nicht besprochen zu werden. Die Therapie läuft entweder darauf hinaus, die abgelagerten Cystinkristalle in eine Transportform und zur Ausscheidung zu bringen oder die Neubildung von Kristallen zu verhindern. Mit Penicillamin solle eine Koppelung des Cystines und dadurch eine Elimination verursacht werden. Die Reduktion zu Cystein durch Dithiothreitol hatte

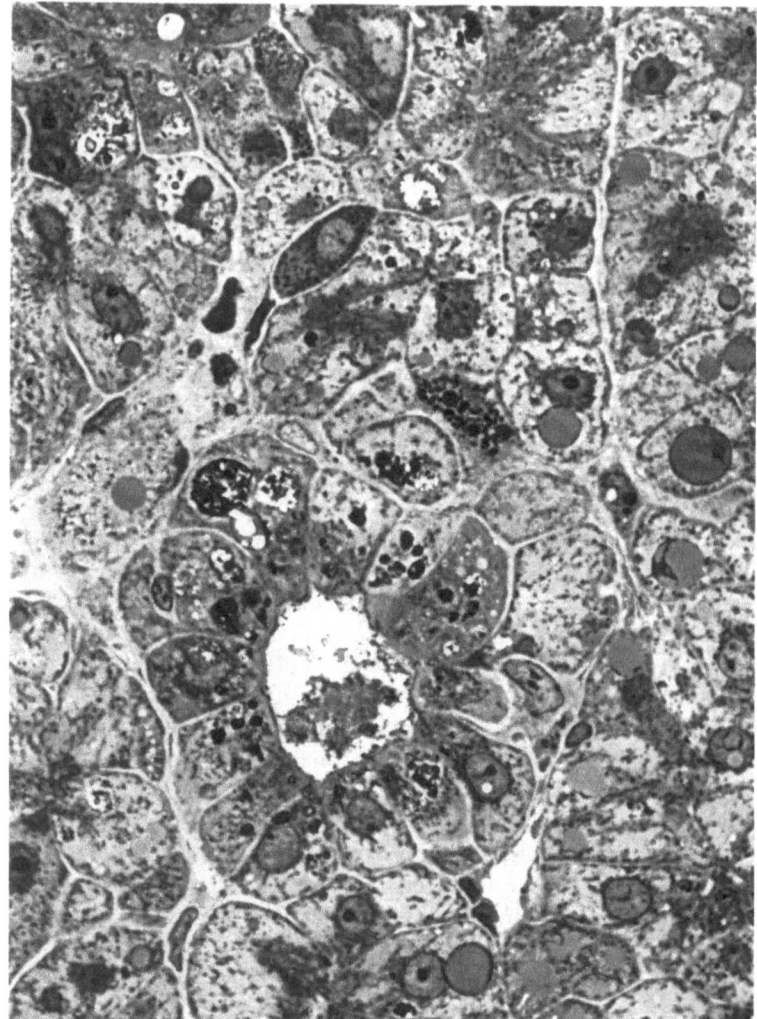

Abb. 8. Hereditäre Fructoseintoleranz, Leber, 4 Monate altes Mädchen. Tubuläre Transformation des hepatocellularen Parenchymes. Eigenartig starke Pigmentation, Detritus im Ganglumen. Fixierung Glutaraldehyd und Osmiumsäure, Araldiiteinbettung, sog. halbdünner Schnitt, Phasenkontrastbild, Vergr. 1:800; nach Rossner und Feist (1971)

keinen Erfolg (Bickel *et al.*, 1973). Es bleibt also nur das Prinzip, durch eine methioninfreie Kost die Cystinbildung und -ablagerung zu verhindern. Dabei wurde leider eine Lebercirrhose eingehandelt (Abb. 10). Unsere Arbeiten waren Veranlassung, die als ultima ratio praktizierte

Bedeutung der pathologischen Anatomie für die Gastroenterologie

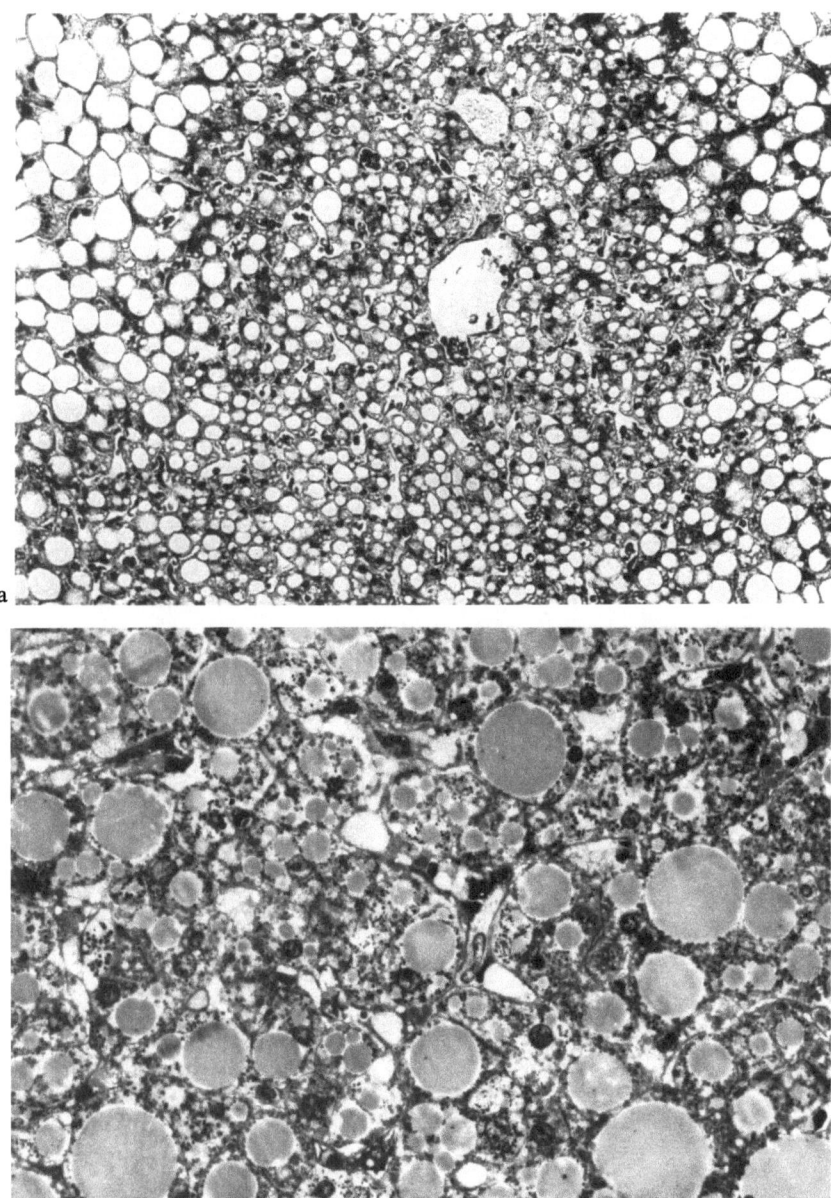

Abb. 9a u. b. Hereditäre Fructoseintoleranz, $1^1/_2$ Jahre altes Mädchen. Die Mutter war nicht dazu zu bringen, die Diät nach Vorschrift fructosearm zu halten. Die Kinderleber ist mit Fett voll gelaufen. Teilbild a diffuse Leberläppchenverfettung, im Zentrum klein-, in der Peripherie auch grobtropfig. Paraffinschnitt, Azan, Vergr. 1:160; Teilbild b aus der gleichen Leber Kunststoffschnitt, Vergr. 1:400

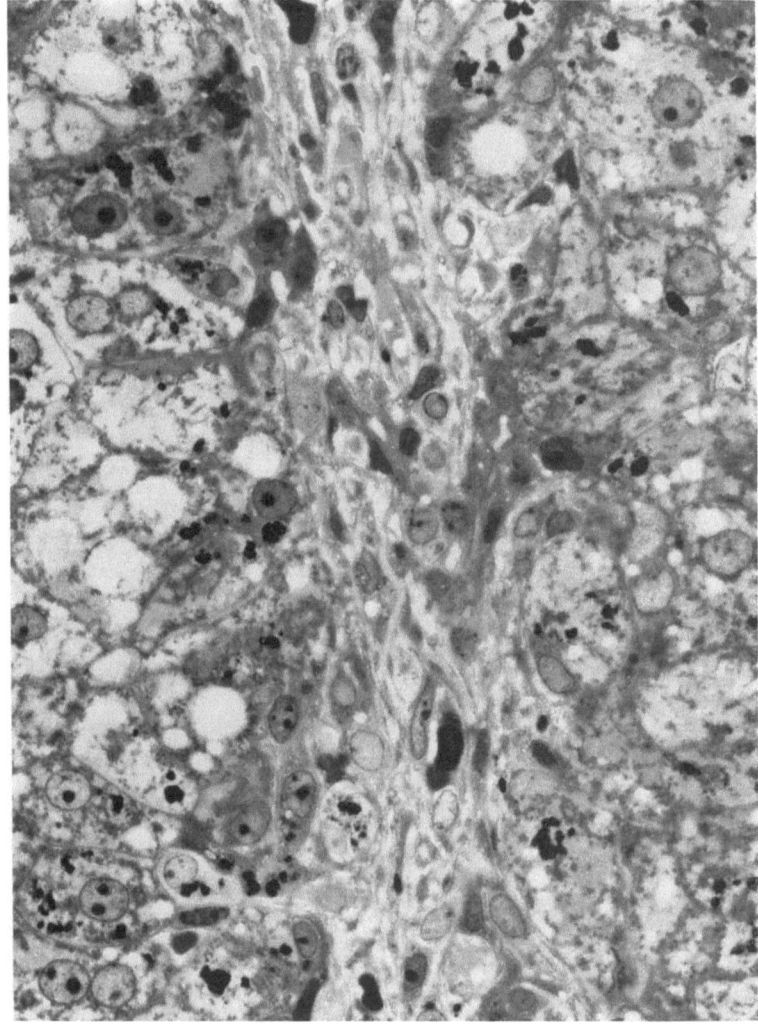

Abb. 10. 3 Jahre altes Mädchen, Cystinose, 3 Jahre alt. Zustand nach methionin-„freier" Ernährung. Umbau der Leber, Parenchymabschmelzung, beginnende Ausbildung einer Lebercirrhose

Therapie zu suspendieren. Die Cystinose darf als lysosomale Speicherungskrankheit gelten (Schulman, 1973), die jungen Patienten scheinen zu renalem Siechtum verurteilt (Schneider, 1973).

Lassen Sie mich meine Bemühungen zum Abschluß bringen durch eine Bemerkung über die *Syntropie von „idiopathischer Hüftkopfnekrose"*

Bedeutung der pathologischen Anatomie für die Gastroenterologie 33

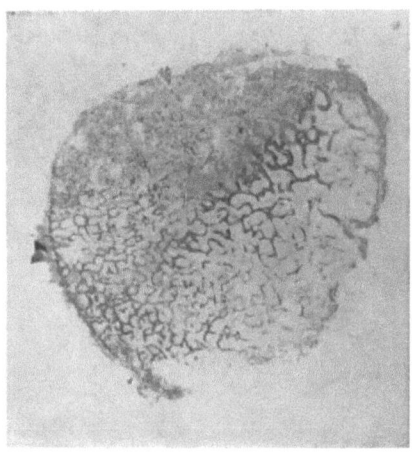

a
Übersicht über den ganzen Hüftkopf,
breite Zone des Zusammenbruchs,
schwere Arthrose

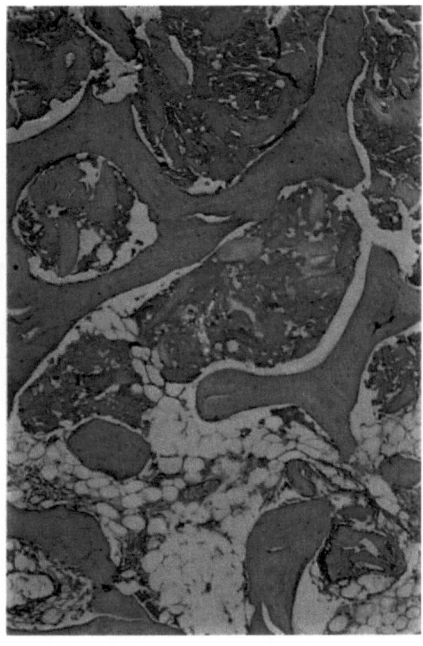

b

Abb. 11a u. b. Hüftkopf eines 50jährigen Arztes; a holoptischer Schnitt. Breite Zone der Zusammensinterung des nekrotischen Materials. Sogenannte idiopathische Hüftkopfnekrose. Aufrauhung des Knorpelbelages der Gelenkfläche. Sekundär-entzündlich-reaktiv-resorptive Veränderungen. Azanfärbung, Paraffin, Vergr. 1:0,8. b anisotrope Kristalle, Detail aus a; Vergr. 1:560

(Reichelt, 1969) *und Gicht.* Im Jahre 1970 erhielt ich den linken Hüftkopf eines 50jährigen Arztes, bei dem eine Alloarthroplastik nach Weber-Huggler eben wegen einer Hüftkopfnekrose gemacht worden war. Die Untersuchung zeigte eine ausgedehnte Sinterung der subcorticalen Spongiosafelder (Abb. 11). Im Bereich der Nekrosen lagen kristalline Formationen in Garben-, Nadel-, Büschel-, Bündelform (Abb. 12). Jetzt erfuhr ich auf meine Rückfrage, daß der Kranke aus einer mit Gicht belasteten Familie stammt und selbst eine seit Jahren bekannte Hyperurikämie besitzt. Meine Diagnose „sog. idiopathische Hüftkopfnekrose mit Tophusbildung" wurde seitens der Klinik mit Vorbehalt akzeptiert. Da erschien die Monographie von Zinn (1971), die ein größeres Erfahrungsgut zusammenstellte, und man schenkte mir Glauben. Ein Jahr später erhielt ich den rechtsseitigen Hüftkopf des gleichen Patienten. Die Befunde waren noch deutlicher.

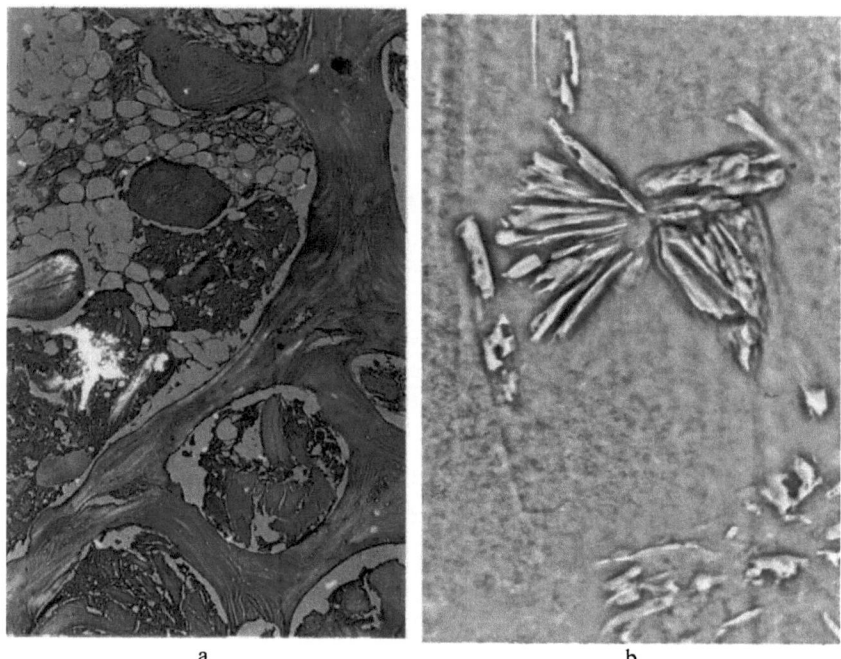

Abb. 12a u. b. Gleicher Fall, idiopathische Hüftkopfnekrose *aber* mit Darstellung der in reichem Maße abgelagerten harnsauren Kristalle. Beispiel der Skeletzerstörung durch irreguläre Gicht. a Vergr. 1:560, b Vergr. 1:1200

Die „idiopathische Hüftkopfnekrose" ist eine aseptische. Sie wird in 3% aller chronischen und degenerativen Hüftgelenkerkrankungen gefunden. Sie ist 4mal häufiger bei Männern als bei Frauen. Das Prädilektionsalter liegt zwischen 45 und 55 Jahren. Hyperurikämie und Nekrose des Caput femoris treffen in 40% aller Fälle zusammen. Natürlich ist zu prüfen, ob nicht zuerst die Nekrotisierung, aus anderer Ursache, und erst nachträglich eine Uratsalzeinlagerung vorliegt. Da aber jede sonstige Ursache einer Nekrose zu fehlen scheint, ist der Gedanke berechtigt, die Störung des Harnsäurestoffwechsels, also eine dem Standort „Hüftkopf" angemessene, besondere Form der Tophusbildung ätiologisch in Ansatz zu bringen. Jedenfalls liegt eine bisher nicht genügend bekannte Befundgruppe vor, die uns noch zu schaffen machen wird (Literatur bei Boos, 1972).

Der Gang unserer Bemühungen war so angelegt, der Gastroenterologie naturgemäß die gedankliche Führung, die Setzung der Akzente zu überlassen. Ich wollte zeigen, daß sich der Pathologe verhältnismäßig oft angesprochen fühlen darf, weil seine Befunde Tatsachen vorlegen, mit deren Existenz man seither entweder nicht hatte zu rechnen brauchen oder die geeignet sind, pathogenetische Vorstellungen zu revidieren. Dennoch werden Sie vieles vermißt haben:

Kreislaufstörungen (Kl. Goerttler, 1967):
Theorie des Mesaraicainfarktes,
Riolansche Anastomose,
Steal-Effekt;
oder *Drogenhepatopathie* (Klinge, 1971; Altmann und Klinge, 1972; Popper und Greim, 1973);
oder *Parotisanschwellung* bei medikamentöser Therapie des arteriellen Bluthochdruckes
(Donath *et al.*, 1973),
nur um einige Beispiele zu nennen.

Aber ich fühle mich doch nicht eigentlich in der Lage eines, der sich rechtfertigen müßte. Ich halte mich auch nicht für den Vertreter eines „assoziierten" Faches, den man wie einen zwar nötigen, indessen oft beschwerlich werdenden Associé einer Gemeinschaftspraxis auf einen Sekundärplatz verweist. Ich möchte auch nicht so verstanden werden, daß ich ein Handwerk verträte, dessen Kunst sich in der Zulieferung von Diagnosen erschöpft. Die Pathologen befinden sich nicht auf dem Rückzugsgefecht. Gerade darum wollte ich zur Feier Ihres 60. Geburtstages folgendes aussprechen:

Die Einheit der menschlichen Natur ist garantiert. Denn für den Menschen ist sein eigener Körper keine für sich allein gegebene Struktur. Er ist das sich strukturierende Sein des Subjektes. Dieses offenbart sich durch die verschiedensten Leistungen. Die *Strukturanalyse des Körpers* — d.i. Anatomie, insbesondere morphologische Pathologie — und die *Kausalanalyse der Prozesse* — d.i. Physiologie, insbesondere klinische Physiologie — lassen nur die Bedingungen einer Leistung, gleichsam die apparativen Voraussetzungen seines Verhaltens, nicht eigentlich deren Tatsächlichkeit erkennen (Doerr, 1972). Es gibt keine wirklich selbständigen Strukturen, und es gibt keine wirklich selbständigen Vorgänge. Eine konsequente Physiologie glaubt, formlose Prozesse, eine konsequente Morphologie glaubt, funktionslose Organe zu kennen. Die so oder so gewonnenen Erkenntnisse bleiben partikular, sie schließen sich nicht zu einem vollendeten Bilde, sie erfassen nicht das Wesen organischen Lebens (Zeiger, 1950). Die Besonderheiten des Lebens beruhen nicht auf einem chemischen Mysterium, sondern auf Organisiertheit. Das Gefüge des Lebens ist kein echtes Problem der physikalischen Chemie, vielmehr ein Problem der Ordnung, nämlich der räumlichen und zeitlichen Zuordnung im molekularen Bereich. Es wird natürlich nicht bestritten, daß der menschliche Körper in seinen morphologischen und funktionellen Eigenschaften wie ein physikalisches oder biochemisches System beschrieben werden kann. Ich möchte aber betonen, daß eine solche Analyse *einen* entscheidenden Aspekt verbirgt: Den der *thematischen* Ordnung unseres Lebens und aller Wissenschaft vom Leben.

Auf die thematische Ordnung kommt es an, in unserem Tagewerk, im Entwicklungsweg der Disziplinen, im Leben unserer Fachgesellschaften, im Fortgang unserer wissenschaftlichen Gespräche. *Ordnung ist weder Kraft noch Energie noch Stoff. Sie bedarf dieser aber, um sich zu manifestieren.*

Möchten Ihrer Gesellschaft weitere 60 Jahre beschieden sein. An Verhandlungsstoff und energiebeschwingtem gutem Willen fehlt es nicht.

Es ist mir ein Bedürfnis, Herrn Akad. Oberrat Dr. J. A. Rossner für ausgezeichnete Hilfe in allen Fragen der ultrastrukturellen Pathomorphologie, Herrn Dr. Veit H. Bauer für Arbeiten im Archiv, Herrn Ing. (grad.) Harald Derks für photographische, Herrn Fritz Heinrich für graphische und Herrn Peter Rieger für Arbeiten im Sinne der KMU-Technik herzlich zu danken.

Literatur

Altmann, H.-W., Klinge, O.: Drogen-Hepatopathie. Morphologische Reaktionen menschlichen Lebergewebes auf Pharmaka. Verh. dtsch. Ges. Path. **56**, 194 (1972).

Aschoff, L.: Die Wurmfortsatzentzündung. Jena: G. Fischer 1908.

Aschoff, L.: Über den Engpaß des Magens (Isthmus ventriculi). Jena: G. Fischer 1918.

Aschoff, L.: Der appendicitische Anfall (mit einem Beitrag über die Lymphgefäßverhältnisse am menschlichen Wurmfortsatz von H. Seng). Berlin-Wien: Springer 1930.

Avtandilov, G. G., Kazantseva, I. A.: Comparative microspectrophotometric study of DNA-content in the diagnosis of pre-tumorous processes and cancer. Virchows Arch. Abt. A **359**, 289 (1973).

Baker, S. J.: Geographical variations in the morphology of the small intestinal mucosa in apparently healthy individuals. Path. et Microbiol. **39**, 222 (1973).

Becker, V.: Pathomorphologie und Pathogenese der Malabsorption. Verh. dtsch. Ges. Path. **53**, 10 (1969).

Bickel, H., Lutz, P., Schmidt, H.: The treatment of cystinosis. With diet or with drugs. In: J. D. Schulman: Cystinosis. Washington: D.H.E.W. Publication No (N.I.H.) 1973.

Boos, R.: Über die Syntropie der Hyperurikämie mit der sog. idiopathischen Hüftkopfnekrose. I.D. Heidelberg 1972.

Brunn, W. v.: Gastritis. Aus der Geschichte einer Krankheit. Z. Gastroent. **2**, 319 (1964).

Büchner, F.: Die Histologie der peptischen Veränderungen und ihre Beziehungen zum Magencarcinom. Veröff. Kriegs- u. Konstit. Path. Heft 18. Jena: G. Fischer 1927.

Büchner, F.: Über den heutigen Stand der Lehre von der Pathogenese des peptischen Geschwürs. Dtsch. Z. Chir. **267**, 302 (1951).

Cohrs, P.: Verdauungsorgane. In: Nieberle u. Cohrs, Lehrbuch der speziellen pathologischen Anatomie der Haustiere, S. 292ff. Stuttgart: G. Fischer 1962.

Curtius, F.: Die Colitis ulcerosa und ihre konservative Behandlung. Berlin-Göttingen-Heidelberg: Springer 1962.

Demling, L.: Internistische Therapie der Colitis ulcerosa. Verh. dtsch. Ges. Verdau.- u. Stoffwechselkrankh. **23**, 131(1965/67).

Demling, L.: Pathophysiologie und Klinik des Malabsorptionssyndroms. Verh. dtsch. Ges. Path. **53**, 1 (1969).
Denk, H., Tappeiner, G., Davidovits, A., Holzner, J. H.: The carcinoembryonic antigen (CEA) in carcinomata of the stomach. Virchows Arch. Abt. A **360**, 339 (1973).
Disse, J.: Über die Lymphbahnen der Säugetierleber. Arch. mikr. Anat. **36**, 203 (1890).
Disse, J.: Die Lymphbahnen der menschlichen Magenschleimhaut. Arch. mikr. Anat. **78**, 74 (1911).
Doerr, W.: Pathologische Anatomie der Glykolvergiftung und des Alloxandiabetes. S.-B. Heidelb. Akad. Wiss., math.-nat. Kl., Abh. 7. Berlin-Göttingen-Heidelberg: Springer 1949.
Doerr, W.: Ehrlich's Bedeutung für Histophysiologie und Geschwulstlehre. Dtsch. med. J. **5**, 146 (1954).
Doerr, W.: Über lymphoepitheliale Geschwülste Schmincke-Regaud. Ärztl. Wschr. **11**, 169 (1956).
Doerr, W.: Über Entzündung und Degeneration. Dtsch. med. Wschr. **82**, 685, 713 (1957).
Doerr, W.: Bösartige Geschwülste des Verdauungskanals. Kritische Bemerkungen zur Differentialdiagnose. Der Internist (Berl.) **2**, 457 (1961).
Doerr, W.: Anthropologie des Krankhaften aus der Sicht des Pathologen. In: H.-G. Gadamer u. P. Vogler, Neue Anthropologie, Bd. II, S. 386. Stuttgart: Thieme 1972.
Donath, K., Seifert, G., Pirsig, W.: Sympathicusveränderungen in der Parotis bei Guanacline-Therapie. Virchows Arch. Abt. A **360**, 195 (1973).
Eberth, C., Belajeff, A.: Über die Lymphgefäße des Herzens. Virchows Arch. path. Anat. **37**, 124 (1866).
Eder, M.: Zellerneuerung im Magen-Darmtrakt. Verh. dtsch. Ges. Path. **50**, 75 (1966).
Eder, M.: Die Bedeutung des „Turnover" von Epithelersatz und Differenzierung für die Orthologie und Pathologie der Dünndarmfunktion. Verh. dtsch. Ges. Path. **53**, 45 (1969).
Epstein, M. A., Achong, B. G., Barr, Y. M.: Virus particles in cultured lymphoblasts from Burkitts lymphoma. Lancet **1964 I**, 702.
Feyrter, F.: Über diffuse endokrine epitheliale Organe. Leipzig: J. A. Barth 1938.
Forssmann, W. G., Baumann, M.: Zur Ultrastruktur des Stäbchensaumes im Duodenum der Ratte. Morph. Jb. **111**, 250, (1967).
Gebbers, J.-O., Otto, H. F.: Das Membranverhalten der interepithelialen Lymphozyten des Darmes. Virchows Arch. Abt. A **361**, 175 (1973).
Goerttler, Kl.: Das Gefäßsystem im Bauchraum aus der Sicht des Pathologen. Verh. dtsch. Ges. Verdau. u. Stoffwechselkrankh. **24**, 1 (1967). Erschienen in: H. Bartelheimer, Gastroenterologie. Stuttgart: Thieme 1968.
Gracey, M., Papadimitriou, J., Burke, V., Thomas, J., Bower, G.: Effects in small intestinal function and structure induced by feeding a deconjugated bile salt. Gut **14**, 519 (1973).
Grau, H.: Anatomie der Hausvögel. In: Ellenberger-Baum, bearb. von O. Zietzschmann, E. Ackerknecht und H. Grau, Handbuch der vergleichenden Anatomie der Haustiere, 18. Aufl., S. 1093. Berlin: Springer 1943.
Hauser, G.: Das chronische Magengeschwür, sein Vernarbungsprozeß und dessen Beziehungen zur Entwicklung des Magencarcinoms. Leipzig: F. C. W. Vogel 1883.
Hauser, G.: Die peptischen Schädigungen des Magens, des Duodenums und der Speiseröhre. In: Henke-Lubarsch, Handbuch der speziellen pathologischen Anatomie, Bd. IV, Teil 1. Berlin: Springer 1926.
Heaton, K. W., McCarty, C. F., Horton, R. E., Cornes, J. S., Read, A. E.: Miliary Crohn's disease. Gut **8**, 4 (1967).

Hellman, T.: Die Einlagerung von Zellen in Schleimhäuten und Epithel. Anat. Anz. **78,** 65 (1934).

Henschen, F.: The history and geography of diseases. New York: Delacorte Press 1966.

Jolly, J.: Sur les organes lympho-épithéliaux. C. R. Soc. Biol. (Paris) **65,** 540 (1913).

Jolly, J.: La Bourse de Fabricius et les organes lympho-épithéliaux. Arch. Anat. micr. Morph. exp. **16,** 363 (1914).

Jolly, J., Levin, S.: Sur les modifications histologiques du thymus à la suite du jeune. C. R. Soc. Biol. (Paris) **63,** 374 (1911).

Jores, A.: Die Colitis ulcerosa als psychosomatische Krankheit. Verh. dtsch. Ges. Verdau. u. Stoffwechselkrankh. **23,** 121 (1965/67).

Kauffmann, Fr.: Entzündungen der Verdauungsorgane als pathogenetisches Problem. Vom allgemein-pathologischen Standpunkt. Verh. dtsch. Ges. Verdau. u. Stoffwechselkrankh. **10,** 263 (1930/31).

Kaufmann, E.: Lehrbuch der speziellen pathologischen Anatomie, Bd. I, S. 716. Berlin-Leipzig: W. de Gruyter 1931.

Klinge, O.: Intrahepatische Cholestase und hepatozellulärer Parenchymschaden. In: W. Gerok, K. Sickinger und H. H. Hennekeuser, Alkohol und Leber, S. 373. Stuttgart: Schattauer 1971.

Konjetzny, G. E.: Die Gastritis in ihrer pathogenetischen Beziehung zum Ulcus und Karzinom. Verh. dtsch. Ges. Verdau. u. Stoffwechselkrankh. **6,** 63 (1926).

Krauspe, C.: Pathologische Anatomie der Ileitis terminalis. Verh. dtsch. Verdau. u. Stoffwechselkrankh. **20,** 220 (1959/61).

Krauspe, C.: Allgemeine pathologische Anatomie der letzten Ileumschlinge. Fortschr. Röntgenstr. **95,** 728 (1961).

Krauspe, C., Müller-Wieland, H., Stelzner, Fr.: Colitis ulcerosa und granulomatosa. München-Berlin-Wien: Urban & Schwarzenberg 1972.

Krehl, L.: Pathologische Physiologie. Leipzig: F. C. D. Vogel 1930.

Letterer, E.: Beiträge zur Pathogenese der Bacillenruhr. Virchows Arch. path. Anat. **312,** 673 (1944).

Löhlein, M.: Zur pathologischen Anatomie der Ruhr. II. Die Abgrenzung der Amöbenenteritis von der bazillären Ruhr. Med. Klin. **17,** 478 (1916).

Löhlein, M.: Zur pathologischen Anatomie der Ruhr. I. Über Entstehung sagokornähnlicher Klümpchen in den Entleerungen Ruhrkranker. Med. Klin. **6,** 153 (1917).

Löhlein, M.: Zur pathologischen Anatomie der Ruhr. II. Pathogenese und Formen der bazillären Ruhr. Med. Klin. **18,** 500 (1917).

Löhlein, M.: Zur pathologischen Anatomie der Ruhr. III. Pathogenese und Formen der Ruhr. Med. Klin. **20,** 557 (1917).

Löhlein, M.: Zur pathologischen Anatomie der Ruhr. IV. Zur Beurteilung der Obduktionsbefunde bei bazillärer Dysenterie. Med. Klin. **21,** 579 (1917).

Löhlein, M.: Zur pathologischen Anatomie der Ruhr. V. Einige neuere Beobachtungen über Amöben- und über Balantidien-Enteritis. Med. Klin. **30,** 813 (1917).

Löhlein, M.: Zur pathologischen Anatomie der Ruhr. VI. Inwieweit sind die Darmveränderungen bei der Ruhr spezifisch? Med. Klin. **3,** 59 (1918).

Loehry, C. A., Creamer, B.: Three dimensional structure of the human small intestinal mucosa in health and disease. Gut **10,** 6 (1969a).

Loehry, C. A., Creamer, B.: Three dimensional structure of the rat small intestinal mucosa related to mucosal dynamics. Gut **10,** 112 (1969b).

Lubarsch, O.: Pathologische Anatomie und Histologie der entzündlichen Erkrankungen des Magens. Verh. dtsch. Ges. Verdau.- u. Stoffwechselkrankh. **6,** 35 (1926).

Lundgren, O.: Studies on blood flow distribution and countercurrent exchange in the small intestine. Acta physiol. scand., Suppl. 303, Göteborg 1967.
McGovern, V. J., Goulston, S. J. M.: Crohn's disease of the colon. Gut 9, 164 (1968).
Mollier, S.: Die lymphoepithelialen Organe. S.-B. Ges. Morph. u. Physiol. 29, 14 (1913).
Morson, B. C., Dawson, J. M. P.: Gastrointestinal pathology. Oxford: Blackwell 1972.
Ogata, T., Murata, F.: Scanning electron microscopic study on the rat gastric mucosa. Tohoku J. exp. Med. 99, 65 (1969).
Ottenjann, R.: Die gastroenterologische Abteilung im Stadt- und Kreiskrankenhaus. Fortschr. Med. 91, 866 (1973).
Otto, H. F.: Die intestinale Paneth-Zelle. Stuttgart: G. Fischer 1974.
Otto, H. F., Fett, R.: Zur Orthologie und Pathologie Panethscher Körnerzellen. Virchows Arch. Abt. A 356, 187 (1972).
Otto, H. F., Lewerenz, J.: Untersuchungen zur Ultrastruktur des Dünndarms keimfrei aufgezogener FW 49-Ratten. Virchows Arch. Abt. A 360, 235 (1973).
Paneth, J.: Über die secernierenden Zellen des Dünndarmepithels. Arch. mikr. Anat. 31, 113 (1888).
Pfeiffer, C., Rudler, J. C., Widgren, S.: Gastropathie hypertrophique à plis géants (Maladie de Ménétrier). Schweiz. med. Wschr. 95, 24 (1965).
Popper, H., Greim, H.: Morphologie der Arzneimittelschäden der Leber. Z. Gastroent. 11, 351 (1973).
Portmann, A.: Einführung in die vergleichende Morphologie der Wirbeltiere, S. 174. Basel-Stuttgart: B. Schwabe 1959.
Ratzenhofer, M.: Dünndarmkarzinoid — vom pathologisch-anatomischen Standpunkt aus. Verh. dtsch. Ges. Verdau.- u. Stoffwechselkrankh. 20, 168 (1959/61).
Reich, H.: Acrodermatitis enteropathica. Dtsch. med. Wschr. 98, 1673 (1973).
Retterer, E.: C. R. Soc. Biol. (Paris) 8, 27 (1886).
Reverchon, Coutard: Lympho-epithélioma de l'hypopharynx traité par Röntgenthérapie sans réaction notable du pharynx et du larynx. Bulletins et mémoires de la Soc. franç. d'otorhino-laryngologie (Congrès 9. 5. 1921). Hier auch Originalmitteilung von Regaud.
Rössle, R.: Das runde Geschwür des Magens und des Zwölffingerdarmes als „Zweite Krankheit". Mitt. Grenzgeb. Med. Chir. 25, 766 (1912).
Rössle, R.: Referat über Entzündung. Verh. dtsch. path. Ges. 19, 18 (1923).
Rössle, R.: Zur Theorie des Typhus abdominalis. Ber. dtsch. Akad. Wiss. Berlin, math.-nat. Kl. 1948, Abh. I.
Rössle, R.: Stufen der Malignität. Ber. dtsch. Akad. Wiss. Berlin, math.-nat. Kl. 1949, Nr. V.
Rossner, J. A., Feist, D.: Hereditäre Fructoseintoleranz. Verh. dtsch. Ges. Path. 57, 376 (1971).
Sandritter, W.: DNA-content of tumours. Cytophotometric measurements. Europ. J. Cancer 1, 303 (1965).
Schäfer, K. H., Wallis, H.: Colitis ulcerosa im Kindesalter. Verh. dtsch. Ges. Verdau.- u. Stoffwechselkr. 23, 112 (1965/67).
Schiemer, H.-G.: Neue Wege der Cytometrie auf dem Gebiete der Krebsforschung, der allgemeinen Biologie und Pathologie. Klin. Wschr. 45, 393 (1967).
Schipperges, H.: Hildegard von Bingen. Heilkunde. Salzburg: O. Müller 1957.
Schmidt, G. T., Lennard-Jones, J. E., Mosson, B. C., Young, A. C.: Crohn's disease of the colon and its distinction from diverticulitis. Gut 9, 7 (1968).
Schmincke, A.: Über lymphoepitheliale Geschwülste. Beitr. path. Anat. 68, 161 (1921).
Schneider, J. A.: Clinical aspects of cystinosis. In: J. D. Schulman's cystinosis. Washington: D.H.E.W. Publication No (N.I.H.) (1973).

Schulman, J. D.: Cystinosis. Washington: D.H.E.W. Publication No (N.I.H.) 72, 249 (1973).
Siegmund, H.: „Einfache" Entzündungen des Darmrohres. In: Henke-Lubarsch, Handbuch der speziellen pathologischen Anatomie, Bd. IV, Teil 3, S. 261. Berlin: Springer 1929.
Siegmund, H.: Spezifische Entzündungen des Darmrohres. In: Henke-Lubarsch, Handbuch der speziellen pathologischen Anatomie, Bd. IV, Teil 3, S. 371. Berlin: Springer 1939.
Stelzner, F.: „Colitis". Verh. dtsch. Ges. Verdau.- u. Stoffwechselkr. **23**, 143 (1965/67).
Stenqvist, H.: Die „Zellenwanderung" durch das Darmepithel. Anat. Anz. **78**, 68 (1934).
Thé, G. de, Ambrosioni, J. C., Ho, H. C., Kwan, H. C.: Lymphoblastoid transformation and presence of herpes-type viral particles in a chinese nasopharyngeal tumour cultured in vitro. Nature (Lond.) **221**, 770 (1969).
Trüber, E.: Über ätiologische Gemeinsamkeiten heterologer Krankheitsbilder. Inaugural-Diss. Heidelberg 1970.
Volkheimer, G.: Durchlässigkeit der Darmschleimhaut für grobkorpuskuläre Elemente. Verh. dtsch. Ges. Verdau.- u. Stoffwechselkrkh. **21**, 183 (1961).
Watzka, M.: Epithel und Lymphozyt, S. 150. Verh. Anat. Ges., 41. Vers. 1932. (Anat. Anz., Erg.-Heft z. 75. Bande.)
Watzka, M.: Zellen mit spezialen Funktionen. In: F. Büchner, E. Letterer, F. Roulet, Handbuch der allgemeinen Pathologie, Bd. II, Teil 1, S. 213. Berlin-Göttingen-Heidelberg: Springer 1955.
Wiedersheim, R.: Vergleichende Anatomie der Wirbeltiere, 5. Aufl., S. 374. Jena: G. Fischer 1902.
Yeh, S.: A histological classification of carcinomas of the nasopharynx with a critical review as to the existance of lymphoepitheliomas. Cancer (Philad.) **15**, 895 (1962).
Zeiger, K.: Zur funktionellen Anatomie der Leber. Verh. dtsch. Ges. Verdau.- u. Stoffwechselkr. **15**, 22 (1950/52).
Zinn, W. M.: The idiopathic ischemic necrosis of the femural head in adults. Stuttgart: Thieme 1971.
Zinserling, A.: Dysentery and Colienterocolitis. Virchows Arch. Abt. A (im Druck).
Zschiesche, W.: Phagocytose und Immunität. Jahrg. 16. Leopoldina Reihe 3, 145 (1970).

Sitzungsberichte

der

Heidelberger Akademie der Wissenschaften

Mathematisch-naturwissenschaftliche Klasse

Jahrgang 1973

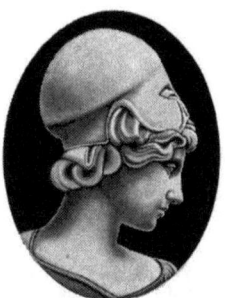

Springer-Verlag Berlin Heidelberg New York 1973

Das Werk ist urheberrechtlich geschützt. Die dadurch begründeten Rechte, insbesondere die der Übersetzung, des Nachdruckes, der Entnahme der Abbildungen, der Funksendung, der Wiedergabe auf photomechanischem oder ähnlichem Wege und der Speicherung in Datenverarbeitungsanlagen bleiben, auch bei nur auszugsweiser Verwertung, vorbehalten.

Bei Vervielfältigung für gewerbliche Zwecke ist gemäß § 54 UrhG eine Vergütung an den Verlag zu zahlen, deren Höhe mit dem Verlag zu vereinbaren ist.

© by Springer-Verlag Berlin · Heidelberg 1973. Printed in Germany. — Die Wiedergabe von Gebrauchsnamen, Warenbezeichnungen usw. in diesem Werk berechtigt auch ohne besondere Kennzeichnung nicht zu der Annahme, daß solche Namen im Sinne der Warenzeichen- und Markenschutz-Gesetzgebung als frei zu betrachten wären und daher von jedermann benutzt werden dürften.

Universitätsdruckerei H. Stürtz AG, Würzburg

Inhalt

Jahrgang 1973

1. V. Becker: Form, Gestalt und Plastizität.   1
2. H. Neunhöffer: Über die analytische Fortsetzung von Poincaréreihen . . . 29
3. F. W. Rieben: Zur Orthologie und Pathologie der Arteria vertebralis 91
4. W. Doerr: Über die Bedeutung der pathologischen Anatomie für die Gastroenterologie 133

Sitzungsberichte der Heidelberger Akademie der Wissenschaften
Mathematisch-naturwissenschaftliche Klasse

Erschienene Jahrgänge

Inhalt des Jahrgangs 1960/61:
1. R. Berger. Über verschiedene Differentenbegriffe. DM 8.40.
2. P. Swings. Problems of Astronomical Spectroscopy. DM 3.50.
3. H. Kopfermann. Über optisches Pumpen an Gasen. DM 5.80.
4. F. Kasch. Projektive Frobenius-Erweiterungen. DM 6.—.
5. J. Petzold. Theorie des Mößbauer-Effektes. DM 13.80.
6. O. Renner. William Bateson und Carl Correns. DM 4.—.
7. W. Rauh. Weitere Untersuchungen an Didiereaceen. 1. Teil. DM 43.80.

Inhalt des Jahrgangs 1962/64:
1. E. Rodenwaldt und H. Lehmann. Die antiken Emissare von Cosa-Ansedonia, ein Beitrag zur Frage der Entwässerung der Maremmen in etruskischer Zeit. DM 6.90.
2. Symposium über Automation und Digitalisierung in der Astronomischen Meßtechnik Herausgegeben von H. Siedentopf. DM 32.80.
3. W. Jehne. Die Struktur der symplektischen Gruppe über lokalen und dedekindschen Ringen. DM 15.40.
4. W. Doerr. Gangarten der Arteriosklerose. DM 11.40.
5. J. Kuprianoff. Probleme der Strahlenkonservierung von Lebensmitteln. DM 5.20.
6. P. Čolak-Antić. Dreidimensionale Instabilitätserscheinungen des laminarturbulenten Umschlages bei freier Konvektion längs einer vertikalen geheizten Platte. DM 14.40.

Inhalt des Jahrgangs 1965:
1. S. E. Kuss. Revision der europäischen Amphicyoninae (Canidae, Carnivora, Mam.) ausschließlich der voroberstampischen Formen. DM 38.80.
2. E. Kauker. Globale Verbreitung des Milzbrandes um 1960. DM 7.20.
3. W. Rauh und H. F. Schölch. Weitere Untersuchungen an Didieraceen. 2. Teil. DM 70.—.
4. W. Felscher. Adjungierte Funktoren und primitive Klassen. DM 18.—.

Inhalt des Jahrgangs 1966:
1. W. Rauh und I. Jäger-Zürn. Zur Kenntnis der Hydrostachyaceae. 1. Teil. DM 30.60.
2. M. R. Lemberg. Chemische Struktur und Reaktionsmechanismus der Cytochromoxydase (Atmungsferment). DM 4.80.
3. R. Berger. Differentiale höherer Ordnung und Körpererweiterungen bei Primzahlcharakteristik. DM 23.—.
4. E. Kauker. Die Tollwut in Mitteleuropa von 1953 bis 1966. DM 5.40.
5. Y. Reenpää. Axiomatische Darstellung des phänomenal-zentralnervösen Systems der sinnesphysiologischen Versuche Keidels und Mitarbeiter. DM 3.60.

Inhalt des Jahrgangs 1967/68:
1. E. Freitag. Modulformen zweiten Grades zum rationalen und Gaußschen Zahlkörper. DM 19.—.
2. H. Hirt. Der Differentialmodul eines lokalen Prinzipalrings über einem beliebigen Ring DM 9.30.
3. H. E. Suess, H. D. Zeh und J. H. D. Jensen. Der Abbau schwerer Kerne bei hohen Temperaturen. DM 4.20.
4. H. Puchelt. Zur Geochemie des Bariums im exogenen Zyklus. DM 54.—.
5. W. Hückel. Die Entwicklung der Hypothese vom nichtklassischen Ion. DM 11.20.

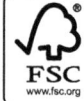

MIX
Papier aus verantwortungsvollen Quellen
Paper from responsible sources
FSC® C105338

If you have any concerns about our products,
you can contact us on
ProductSafety@springernature.com

In case Publisher is established outside the EU,
the EU authorized representative is:
**Springer Nature Customer Service Center GmbH
Europaplatz 3, 69115 Heidelberg, Germany**

Printed by Libri Plureos GmbH
in Hamburg, Germany